L'enquête de la jeunesse éternelle

L'ENQUÊTE DE

LA JEUNESSE ÉTERNELLE

Télécharge ton cadeau sur

www.nadegecompper.com

Nadège COMPPER

L'ENQUÊTE DE
LA JEUNESSE ÉTERNELLE

Comment construire sa propre fontaine de jou-vence et préserver sa jeunesse en libérant ses super-pouvoirs naturels d'être humain

C-RÉUSSIR-EN-BEAUTÉ

Collection 3 Your Mind

www.nadegecompper

Du même auteur

Les Secrets de la réussite scolaire, Ed. Publibook, 2009.

Bien respirer et vivre heureux (Vivre la joie de respirer, respirer la joie de vivre), TheBookEdditions et kindle, C-Réussir-en-Beauté, 2013.

L'éveil intellectuel des enfants, TheBookEdditions, 2014.

L'art en orthophonie, TheBookEdditions, 2016.

3 Your Mind, le jeu. 2021.

ISBN 979-10-92345-12-4.

© Mai 2022, Nadège Compper

Crédit photo de couverture Benoit Chatelain.

Editions C-RÉUSSIR-EN-BEAUTÉ

Tél. : +33 (0) 5. 61. 82. 31. 16

www.nadegecompper.com

Connais-toi toi-même et tu connaîtras l'Univers et les dieux.

Je dédie ce livre à la Source de vie qui a souhaité que j'existe et qui m'a fait certains dons afin que j'exprime sa Nature de la manière qui m'est propre. Je reconnais enfin ce privilège immense et m'en remets à Sa Grâce.

Je dédie ce livre à la déesse Sarasvati, déesse de la connaissance, de l'éloquence, de la sagesse et des arts. Puissent ses qualités s'inscrire dans ces mots que je transmets à mes lecteurs et lectrices...

Je dédie ce livre à tous les hommes et toutes les femmes qui sentent au fond de leur cœur que leur vraie nature est d'être jeunes et beaux, rayonnants de santé et de joie...

Remerciements

Tout d'abord, je remercie la Source de toute vie à qui je dois la vie. Pendant de longues années, je n'aurais jamais pensé dire merci pour une chose aussi simple et évidente, d'autant plus que je lui en voulais d'être en vie dans un monde qui ne me plaisait pas. Mais fort heureusement, au cours de mon enquête, j'ai changé d'avis sur la vie. En effet, c'est en l'aimant pleinement qu'elle manifeste toute sa splendeur à tous points de vue.

Je voudrais également remercier mes premiers partenaires d'évolution ou d'apprentie sage de cette portion de mon éternité, qui sont les membres de ma famille biologique. Ils m'ont offert quelques-uns de mes plus grands défis mais aussi quelques pépites d'or qui enrichissent encore ma vie actuelle.

Je citerai par-dessus tout mon fils bien-aimé, qui m'accompagne maintenant depuis plus de 22 ans. Notre parcours n'a pas toujours été aisé, loin de là, mais l'amour est toujours vainqueur lorsque deux âmes choisissent de faire cette rencontre spirituelle ensemble.

Je remercie également le photographe Benoît Chatelain pour le shooting bienveillant qu'il m'a offert lorsque j'avais 37 ans et que je me sentais si vieille, perdue et sans espoir, deux ans après une grave varicelle de surcroît. Ces photos m'ont redonné confiance en mon avenir.

Les autres sont si nombreux que je vais simplement émettre un remerciement planétaire, galaxique et allons-y carrément, universel !

Nous verrons plus loin que tout est connecté, que nous faisons tous partie de la même source de vie, et que chacun est le miroir de l'autre. Aussi, merci à toi, merci à tous de participer à cette magnifique création éternelle. Faisons tous en sorte qu'elle soit aussi belle et joyeuse que son Créateur l'avait souhaitée.

Merci à toi de prendre le temps de lire ce livre, de faire de ton mieux et de contribuer à la diffusion de la vérité qui est celle-ci : la jeunesse éternelle est notre droit de naissance !

Nous n'y arriverons peut-être pas dans cette vie, mais nous pouvons toujours viser le meilleur de nous-même !

Avertissements

Que votre parole soit impeccable

Quoi qu'il arrive, n'en faites pas une affaire personnelle

Ne faites pas de suppositions

Faites toujours de votre mieux.

Don Miguel Ruiz, Les quatre accords toltèques.

Tout au long de ce livre, j'ai tenté de garder une parole impeccable afin de te délivrer mes réflexions ainsi que les fruits de mes investigations, tout en me permettant de m'amuser, de franchir certains tabous, de dire ce que les adultes n'osent plus dire, de poser des questions que je me suis posées lorsque j'étais enfant et que j'ai continué de me poser ensuite. Aussi, si tu découvres au fil de ces lignes quelques maladresses de ma part, n'en fais surtout pas une affaire personnelle. Ne fais pas de suppositions sur ce que je dis. Si le cœur t'en dit, oublie ce livre ou poursuis ta lecture pour entendre toutes mes argumentations, réflexions, et autres trouvailles merveilleuses car je l'ai conçu comme un tout cohérent et de plus en plus porteur d'espoir et de guérison.

J'ai et je ferai toujours de mon mieux pour me rapprocher de la source de toute vie, dont nous faisons tous partie. Alors, s'il te plait, accompagne-moi. Et si nécessaire, prépare-toi à me pardonner car toi et moi, nous venons de la même Source universelle.

Par ailleurs, cet ouvrage contient les opinions et les idées de son auteur. Il est destiné à fournir du matériel utile et informatif sur les sujets abordés. Il est vendu avec la compréhension que les auteurs et l'éditeur ne sont pas engagés dans le rendu médical, de la santé, ou tout autre type de services professionnels. L'auditeur/utilisateur/lecteur doit consulter son médecin, professionnel de la santé ou tout autre professionnel compétent avant d'adopter l'une des suggestions dans ce livre ou tirer des conclusions de celui-ci. L'auteur et l'éditeur déclinent toute responsabilité pour toute responsabilité, perte, ou le risque, personnel ou autre, qui est engagée par suite, directement ou indirectement, de l'utilisation et l'application de tout le contenu de ce livre.

Namasté. Le divin qui est en moi salue le divin qui est en toi.

Rappelez-vous que la jeunesse est la graine d'amour plantée par Dieu dans la forme divine de l'homme. En vérité, la jeunesse est la divinité dans l'homme, la vie spirituelle magnifique, la seule vivante, aimante, éternelle.

La vieillesse est antispirituelle, laide, mortelle, irréelle. Les pensées de crainte, de douleur et de chagrin engendrent la laideur appelée vieillesse.

Les pensées de joie, d'amour et d'idéal engendrent la beauté appelée jeunesse.

L'âge n'est qu'une coquille contenant le diamant de la vérité, le joyau de la jeunesse.

La vie des Maîtres[1].

L'aspect physique n'est autre que l'expression de mémoires et d'Inspirations qui sont présentes dans l'Ame de l'Identité de Soi. Changez l'état de l'Identité de Soi et l'état physique changera également.

Dr Hew Len[2].

---

[1] *La vie des maîtres*, Baird T. Spalding, Editions J'ai Lu, chapitre 5 p.33.
[2] Who's in charge. www.self-i-dentity-through-hooponopono.com.

Table des matières

Préface

Le temps s'effeuille comme les pages d'un livre ouvert.

Je ne sais vers quoi je vais, rien n'est vraiment clair.

J'aimerais seulement ralentir mes pas,

Me taire, écouter mon cœur qui bat

Et marcher, dans les temps, sur les temps...

Je l'entends, mon cœur qui bat le temps

Et tourne les feuilles de mon livre ouvert

Arriverai-je à temps sur les temps

De ma vie qui se glace ?

Et trouverai-je ma place dans les champs

Des envies qui se tassent ?

L'horloge tourne autour du manège de ma vie

Et sans ménage, me rappelle le temps qui s'enfuit.

Le temps s'effrite comme le pain qui a fait son temps.

Je ne sais vers quoi je cours, mais ça prend du temps.

J'aimerais pourtant arrêter les pleurs,

Ne plus courir après le bonheur

Et le voir, maintenant, sur le champ.

Il est là, en mon cœur, je le sens…

Caché dans les feuilles de mon livre, il m'attend.

L'horloge tourne autour du manège de ma vie

Et sans ménage, me rappelle le temps qui s'enfuit.

J'irai là-bas, vers la fin de mon livre.

En attendant, je prendrai le temps de vivre,

Chaque instant, maintenant…

Le temps de vivre, Na'Sara Light[3], 03. 2019.

---

[3] Na'Sara Light est l'alter ego de Nadège COMPPER, artiste plasticienne, auteur-compositeur interprète à ses heures perdues. Renseignements sur www.nadegecompper.com.

France, 2 Avril 2022.

Comment as-tu trouvé la citation que j'ai mise au début de ce livre, tirée de *La vie des Maîtres* ? Si tu la trouves brutale, ne t'en formalise pas, c'est juste une manière de nous mettre en plein dans le vif du sujet. Car pour répondre aux besoins de cette longue et passionnante enquête, parmi tous les sujets que j'ai étudiés, je me suis aussi penchée sur *La vie des Maîtres*, qui consacre plusieurs chapitres au sujet de la vieillesse et de la jeunesse. Tu verras en lisant ces lignes, que j'aime rire et j'aime faire rire les gens, avec un humour un peu particulier, pas trop noir mais disons « café au lait ». Et dans les difficultés, je pense plutôt qu'il vaut mieux en rire que pleurer.

« Je suis vierge du nez ! »

Pour plaisanter, après tous ces mois et années de drame planétaire, j'ose dire que « je suis vierge du nez ! » et effectivement, cela m'amuse et fait rire les gens, que ce soit un rire sincère ou jaune.

J'ai en effet réussi à passer l'époque épique du covid 19, sans faire aucun test antigénique de quelque sorte en plus de deux ans et demi, et bien évidemment sans aucune infection ou maladie liée à ce virus, ni aucun autre d'ailleurs. La dernière fois que j'ai été malade, en 2019, c'était une paralysie faciale mais ça, c'est une autre histoire[4].

Miraculeusement, à 56 ans[5], je vais bien et je vais de mieux en mieux, surtout dans ma tête. Pour moi, il ne s'agit pas de jeunesse mais de santé et de bien-être. De compréhension de la vie, plus précisément de ma vie.

Miraculeusement, vraiment ? Qu'est-ce qu'un miracle, sinon un fait que l'on ne sait pas expliquer ? Est-ce que je saurais quelque chose que d'autres ne savent pas ? Est-ce que je ferais ce que d'autres ne font pas ? Est-ce que je ne ferais pas ce que d'autres font ?

J'ai commencé à écrire ce livre en 2015, puis, je l'ai repris en 2017 et, cheminant dans ma propre vie, j'ai encore fait une pause de plus de cinq ans dans l'écriture de ce livre, car il s'agit pour moi plus d'appliquer que d'expliquer. À l'heure actuelle, mes résultats ne sont pas encore tout à fait ceux que j'espère, donc loin de moi l'idée de fanfaronner, mais j'ai la foi

---

[4] Histoire que j'ai racontée sur ma chaîne Youtube Réussir en Beauté et que je raconterai un peu plus loin. Elle est caractéristique de la manière dont j'aborde tous les symptômes de mes maladies.
[5] Tout au long de ce livre, j'ai choisi d'écrire les nombres en chiffres, car bien que je connaisse les règles, je pense que ce sera mieux pour la compréhension. En outre, questionner les règles établies fait partie du processus de renouvellement constant.

et toujours plus de nouvelles pistes à explorer et surtout, à exploiter.

Au fur et à mesure que j'écrivais les lignes qui vont suivre, je me suis rendu compte que le sujet de la jeunesse éternelle m'avait toujours passionnée. Je m'y suis intéressée depuis mon enfance, car de nombreuses choses que je voyais et entendais m'interpellaient grandement. Je t'en dirai plus au fil de ces pages.

Alors, pourquoi me remettre à écrire ce livre aujourd'hui ? Eh bien, l'année dernière, sur le tapis rouge du festival de Cannes (6 Juillet 2021), Andie MacDowell, une belle actrice de 65 ans, connue entre autres grâce aux films « Un jour sans fin » et « Quatre mariages pour un enterrement », a fait un petit scandale en décidant d'assumer ses cheveux poivre et sel contre l'avis de son agent. Les personnes de mon âge se souviennent peut-être qu'elle avait participé à des publicités pour la coloration des cheveux... Je me suis alors souvenue des mêmes réactions que je racontais dans mon premier préambule, en 2015, concernant l'actrice Isabella Rossellini. L'obsession de la jeunesse est une habitude d'Hollywood. On raconte même certaines pratiques pas très glorieuses ; ragots ou faits que j'ai également étudiés très consciencieusement mais que je n'aborderai pas ici, parce que mon enquête, tu le verras, se tournera uniquement vers la lumière, à l'instar des tournesols.

Tout récemment, j'ai vu un reportage[6] montrant une quinquagénaire, Ariana, une comédienne parisienne, qui sortait de chez le médecin esthétique, après une décision importante pour la suite de sa carrière. Elle avait subi une intervention esthétique[7], sous une simple anesthésie locale. En effet, pour retrouver un peu de sa jeunesse et gagner 10 à 15 ans d'apparence, elle avait accepté de subir une brûlure intense de la peau du visage, provoquée par un produit chimique, le phénol, officiellement un poison qui pouvait attaquer son cœur. Sans parler de la douleur intense, de la momification de son visage au début, extrêmement gonflé ensuite, ni du coût de l'opération : 3000 euros. J'ai déjà souffert d'une brûlure au second degré, à l'eau bouillante, sur mon bras, heureusement assez peu étendue, aussi je n'ose même pas imaginer le niveau de douleur de cette intervention esthétique. Il faut vraiment avoir ENVIE de faire une chose aussi énorme : se faire brûler volontairement le visage pour enlever des rides !

Ariana, très courageuse et décidée, devait garder ce visage gonflé et douloureux pendant une semaine, en attendant que sa peau se régénère, sans être parfaitement sûre du résultat. Elle avait la foi : le médecin s'était assuré au préalable

---

[6] C'est décidé, je change de peau, Documentaire Société, 2019.

[7] Sur les nombreux risques et effets secondaires de cette solution : https://ma-clinique.fr/peeling-chimique-phenol-risques-de-la-chirurgie-esthetique.

qu'elle répondait aux critères dermatologiques et psychologiques pour une telle intervention.

Enfin, au bout d'une interminable semaine entre souffrance et interrogation, avec tout de même un certain lâcher prise et beaucoup d'optimisme, dans sa salle de bain, face au miroir et accompagnée d'une équipe de tournage, Ariana a pu enlever une croûte épaisse, littéralement faite de sa vieille peau, et découvrir son visage qui avait perdu 10 à 15 ans. Certaines rides superficielles avaient disparu. Sa peau, bien qu'encore très sensible, avait retrouvé une seconde jeunesse. Sa fille lui a dit qu'elle avait « une peau de bébé » et, après toutes les souffrances endurées, la courageuse quinquagénaire était évidemment ravie !

On ne peut qu'admirer le courage d'Ariana et le résultat de cette opération[8]. De ce reportage, je retiendrai une phrase : « Si on panique, c'est la catastrophe »[9].

Aujourd'hui, après toutes ces années d'enquête et ce dernier exemple, mes questions sont toujours les mêmes : quand on connaît les merveilleux pouvoirs de régénération du corps (tout le monde s'est déjà écorché au moins une fois)

---

[8] Lis bien cet article : https://ma-clinique.fr/peeling-chimique-phenol-risques-de-la-chirurgie-esthetique

[9] « Panic is what kills », la panique, c'est ce qui tue, dira aussi le champion d'apnée libre Stig Severinsen, dans une vidéo qui montre l'un de ses exploits.

faut-il réellement assumer que le corps se ride et se fige alors qu'il est encore vivant ? Faut-il s'infliger tant de souffrance et dépenser des fortunes en produits et en chirurgie pour rajeunir ? Et si cela suffisait, pourquoi voit-on encore des célébrités aller vers la vieillesse ? Les êtres humains auraient-ils subi un mauvais sort ? Et s'il y avait un antidote, lequel serait-il ?

Mon intention n'est pas de juger mais encore une fois, d'enquêter. C'est mon enquête de la jeunesse éternelle.

Je crois profondément que personne n'a tort ou raison, que ce ne sont que des expériences, et que tout ce que nous voyons est le produit des choix conscients et inconscients de chacun, parce que nous avons ce merveilleux cadeau qu'est le libre arbitre, et que la vie est un jeu.

Certains choisissent un certain costume, un certain maquillage et jouent leur personnage jusqu'au bout, tandis que leur costume et leur maquillage s'érode et s'effrite. Et c'est très bien comme ça, puisque la vie est un jeu et que de surcroît, elle est éternelle. Enfin, d'après mes perceptions et selon mon enquête, c'est ce que je crois.

Peut-on choisir de changer de rôle, de costume et de maquillage ou de les renouveler au fur et à mesure lorsqu'ils s'usent ou lorsqu'on n'en a plus besoin, et ce, tout naturellement, comme le font la plupart des animaux et des arbres ? Si la vie est un jeu, c'est fort probable. Nous allons voir ce qu'en dit mon enquête. Mais d'ores et déjà, voici ma conclusion :

Il existe au moins un être qui vit une jeunesse éternelle et qui se renouvelle sans cesse puisque pour lui, le temps n'existe pas.

Je sais qu'on ne commence pas un livre par sa conclusion. Mais qui a décrété cela ? Et si justement, l'une des clés de la jeunesse était de tout mettre sens dessus dessous ? De se renouveler constamment ? Notre vie n'est-elle pas notre seul ouvrage ? Que disait Nicolas Boileau, déjà ?

« Hâtez-vous lentement, et sans perdre courage,

Vingt fois sur le métier remettez votre ouvrage,

Polissez-le sans cesse, et le repolissez,

Ajoutez quelquefois, et souvent effacez. » [10]

Maintenant, lisons entre les lignes : éloge de la lenteur, patience, courage, persévérance ; polir comme anti-rides ; « souvent effacer » mais quoi ? Les rides sans aucun doute, mais nous verrons qu'il y a beaucoup plus à effacer.

---

[10] Nicolas Boileau, Art poétique, Chant I (1674).

Il n'y a pas d'enquête sans questions, ni de questions sans réponses. Si tu veux connaître celles que j'ai trouvées, alors, je t'invite à poursuivre cette enquête avec moi.

Tu viens ?

Préambule

Or la foi est une ferme assurance des choses qu'on espère, une démonstration de celles qu'on ne voit pas.

Hébreux 11 : 1, Bible Louis Second.

J'ai commencé à écrire ces lignes le 16.05.2015. J'attendais une synchronicité pour commencer ce livre qui émergeait en moi depuis quelque temps, comme une pensée obsédante. Deux jours auparavant, elle est devenue encore plus entêtante et, de fil en aiguille, j'ai découvert cette citation de la belle Isabella Rossellini dans un article de Bertrand Langlois, du Parisien.fr, daté du 14.05.2015 :

« Je n'espère pas avoir 20 ans de moins. Je ne trouve pas affreux de vieillir", a confié jeudi à Cannes l'actrice et réalisatrice Isabella Rossellini, 62 ans, la fille d'Ingrid Bergman et de Roberto Rossellini. (...) Je ne comprends pas cette tentation pour la jeunesse éternelle, surtout en Amérique. Cette quête de jeunesse éternelle est une déformation culturelle. Je pense que cela changera ».

Et toi, qu'en penses-tu ? Moi, je ne suis pas d'accord avec elle, mais alors pas du tout ! D'abord, elle a de la chance de bien vieillir et elle est encore très belle à 62 ans. C'est tout de même elle qui a joué le rôle de la femme sublime qui vendait la jeunesse éternelle dans le film *La mort vous va si bien* [11]!

Moi, j'ai toujours trouvé ce concept de vieillesse très étrange et ici, il y a également une confusion entre prendre de l'âge et vieillir !

Petite, j'observais les personnes plus âgées et je me demandais ce qu'il s'était passé entre leurs belles photos de bébé, d'adolescents ou de jeune adulte, et les personnes que je voyais devant moi. Ne me dis pas que tu ne t'es jamais posé la question ! Pourquoi la plupart des gens naissent en excellente santé et à la fin de leur vie, sont tout rabougris, souvent après être passés par de nombreuses maladies plus ou moins

---

[11] Lisle von Rhoman (*Death Becomes Her*, 1992, film de Robert Zemeckis avec Meryl Streep, Goldie Hawn et Bruce Willis), une femme très belle et d'aspect jeune néanmoins âgée d'une centaine d'années, qui vendait une potion qui redonnait leur jeunesse à ceux qui le souhaitaient, leur donnant aussi à l'occasion une vie, ou plutôt une mort... éternelle. Elle leur conseillait de bien prendre soin de leur corps... Ceux qui ont vu le film savent pourquoi ! Selon Wikipédia, ce film « est une critique violente du monde d'Hollywood et dénonce la superficialité et la quête de la jeunesse éternelle pour laquelle les stars sont prêtes à tous les excès ». Le film a été un franc succès et a été primé à plusieurs reprises (meilleurs acteurs, meilleurs effets visuels, etc.). Isabella Rossellini, quant à elle, a reçu le Saturn Awards de 1993 pour le meilleur second rôle féminin. Personnellement, j'ai adoré cette comédie et je l'ai en DVD pour la revoir de temps à autre en version originale. À toi de juger !

graves ? Doit-on accepter de devenir un jour comme cela ? Est-ce une maladie incurable infligée à l'humanité dans ses gènes ?

À mon avis, tout enfant à qui on a demandé d'embrasser sa vieille tante poilue au bisou baveux s'est déjà posé la question au moins une fois… Quoi, j'ai dit quelque chose qu'il ne fallait pas dire ? C'est trop tabou ?

Mon credo, justement, est depuis assez longtemps, ce texte du Général Mac Arthur[12] bien connu, que je me dois de citer, car c'est un leitmotiv de ma propre vie :

« La jeunesse n'est pas une période de la vie, elle est un état d'esprit, un effet de volonté, une qualité de l'imagination, une intensité émotive, une victoire du courage sur la timidité, du goût de l'aventure sur l'amour du confort.

On ne devient pas vieux, pour avoir vécu un certain nombre d'années, on devient vieux pour avoir déserté son idéal.

Les années rident la peau, renoncer à son idéal ride l'âme… Les préoccupations, les doutes, les craintes et les désespoirs sont les ennemis qui lentement nous font pencher

---

[12]Extrait du discours d'adieu du Général Mac Arthur (1880–1964) Intitulé "Duty Honor Country" aux étudiants de l'école Militaire de West Point, en 1962. Alors qu'il avait 82 ans. Il est décédé 2 ans plus tard.

vers la terre et devenir poussière devant la mort. Jeune est celui qui s'étonne et s'émerveille. Il demande comme l'enfant insatiable : et après ? Il défie les événements et trouve de la joie au jeu de la vie.

Vous êtes aussi jeune que votre foi. Aussi vieux que vos doutes. Aussi jeune que votre confiance en vous-même, aussi jeune que votre espoir, aussi vieux que votre abattement.

Vous resterez jeune tant que vous resterez réceptif. Réceptif à ce qui est beau, bon et grand. Réceptif aux messages de la nature, de l'homme et de l'infini.

Si un jour votre cœur allait être mordu par le pessimisme et rongé par le cynisme. Puisse Dieu avoir pitié de votre âme de vieillard. » Général Mac Arthur.

Ce texte est magnifique, n'est-ce pas ? Tout est dit et nous pourrions nous enrichir toute notre vie en méditant chaque phrase, chaque mot, tout en appliquant le concept.

Oui, tout est dit, mais pourquoi moi, voudrais-je écrire un livre sur la jeunesse éternelle ? Qui suis-je pour développer ce sujet sensible ? Je vais tout t'expliquer.

J'ai un blog[13] et j'ai pu constater que tous les jours ou presque, quelqu'un le visite pour un article que j'ai écrit sur « Les secrets de beauté de Sophie Marceau » qui a récemment

---

[13] www.nadegecompper.com.

fait parler d'elle au Festival de Cannes 2015, précisément le 15.05. Décidément, nous restons dans un mouchoir de poche au niveau du timing ! Pour ne pas être en reste des derniers potins, je suis allée voir cette fameuse photo pour m'en rendre compte par moi-même ! Malheureusement, la marque du sous-vêtement de couleur chair de Sophie Marceau n'a pas été révélée...

Ce n'était pas la première fois. Je ne peux pas croire que ce soit un incident ou alors, cette actrice serait vraiment maladroite malgré sa longue expérience des tapis rouges.

Quoi qu'il en soit, consciemment ou inconsciemment, on peut dire que Sophie Marceau réussit à faire parler d'elle et qu'elle fascine son public par sa beauté et sa jeunesse qui semblent éternelles ! Ses jambes fuselées et musclées sont tout simplement magnifiques ! Elle, elle pourrait parler de la jeunesse éternelle, et on l'écouterait sans aucun doute !

En fait, compte tenu du sujet qui me paraît brûlant et d'un manque de confiance récurrent[14], comme je l'ai déjà dit, malgré cette idée qui revenait sans cesse dans ma tête, j'attendais une synchronicité pour me lancer, alors que j'en avais déjà eu plusieurs. J'en ai même plusieurs chaque jour : chaque fois que je vois quelqu'un de vieux, ridé, courbé, qui marche mal, qui se plaint de maladies et de douleurs. Chaque fois que

---

[14] Le fameux « syndrome de l'imposteur ».

je revois quelqu'un après plusieurs années et que je le retrouve plus abîmé avec des signes évidents de vieillesse. Et cet air qu'il ou elle prend parfois en me regardant, comme si j'étais bizarre...

Mais l'idée d'écrire ce livre me taraudait aussi parce qu'à l'heure où j'ai commencé cette enquête, j'allais avoir 50 ans (je venais de fêter mes 49 ans) et que pendant quelques mois, il y a eu plusieurs petits incidents qui m'ont alertée sur mon âge réel et l'âge que je paraissais aux yeux des autres, même si je ne suis pas tout à fait d'accord avec ce type de raisonnement, mais nous en reparlerons. Voici ces incidents :

1. Je suis allée à une soirée, et à un certain moment, nous avons parlé d'âge. Je dois avouer que c'est moi qui ai orienté la conversation sur le sujet en annonçant qu'a priori, j'étais la plus âgée de tous. Cette idée me plaisait bien et je voulais voir la tête qu'ils feraient. Je n'ai pas été déçue. Pendant la conversation, notre hôte, plus jeune que moi de quelques années, 47 ans, mais ayant des cheveux et des poils blancs, s'est brusquement tourné vers moi et m'a demandé : « Dis-moi, c'est ta vraie couleur de cheveux ? ». Ce à quoi j'ai répondu en riant que oui, j'étais une vraie brune (précédemment dans la soirée, nous avions parlé d'une femme qui avait dit qu'elle était une vraie blonde, de partout...) ! Autrement dit, à mon âge, j'aurais dû avoir des cheveux blancs ou gris, poivre et sel, que sais-je... Mais non, je suis toujours brune même si parfois j'aurais envie de me teindre les cheveux en auburn, parce que je trouve ma

couleur naturelle un peu terne, mais pas pour couvrir des cheveux blancs… Je dois tout de même avouer que j'ai déjà trouvé deux ou trois cheveux blancs que je me suis empressée d'arracher ! Je m'appelle Nadège, pas Marie-Antoinette[15] !

2. Je suis allée changer mon téléphone portable et la vendeuse était de race noire. Il faut dire que les noirs ont la réputation de bien vieillir en raison de l'épaisseur de leur peau et de la mélanine, tu dois sans doute l'avoir entendu. Il y a même une phrase en anglais pour le clamer : « Black don't crak ! »[16]. Mais en révisant mon dossier, quand cette jeune femme a consulté ma carte d'identité, elle m'a demandé confirmation de mon âge, l'air incrédule, puis a appelé son collègue :

« Viens, viens un peu ! Regarde cette cliente et devine quel âge elle a ! » Tout cela devant moi, bien évidemment. J'étais dans mes petits souliers : alors que d'autres clients attendaient leur tour, il était question de deviner mon âge, comme si on n'avait que ça à faire. Bien sûr, le vendeur était gêné lui aussi de devoir évaluer cette antiquité… Et s'il se trompait ? Et s'il me vexait ? Il me scrutait sans pouvoir poser un nombre.

---

[15] J'espère que tu connais l'histoire de France sinon, ne t'inquiète pas, j'en reparlerai plus loin ! Actuellement, en 2022, la progression des cheveux blancs n'a guère évolué mais je ne les arrache plus.

[16] Les jeux de mots sont souvent intraduisibles ! Celui-ci se traduirait mot à mot par « Le noir ne se fissure pas ».

La vendeuse a fini par dire à son collègue que j'avais bientôt 50 ans ! Elle disait qu'elle connaissait des femmes noires qui paraissaient leur âge, qu'elle avait pensé que j'avais trente ans et elle avait l'air de trouver ça « incroyable mais vrai » ! J'ai trouvé cet incident d'autant plus intéressant que les noirs ont l'habitude de « faire plus jeune » et qu'elle, en tant que noire, n'aurait pas dû s'en étonner.

Si l'on regarde les personnages publics, par exemple, le chanteur Lenny Kravitz, est un très bel exemple... Mais là, apparemment, j'avais fait sensation !

En partant de la boutique, je restais perplexe : à quoi devrais-je ressembler « à mon âge » ? Pourvu que je me reconnaisse dans le miroir, j'étais satisfaite de mon image. Où était-il question qu'à partir d'un certain âge, on devait avoir les cheveux blancs, la peau flasque et ridée et tutti quanti ? Dans quel cahier des charges ? Où est-ce que j'avais « fauté » ? Dire qu'on me donnait « plus que mon âge » lorsque j'avais 20 ans, parce que je paraissais plus mûre... Et si on regardait le problème sous un autre angle ? Pourquoi ne reste-t-on pas jeune toute sa vie ? Comment et pourquoi vieillit-on ? Est-ce que j'avais des secrets à révéler ? La question commençait à se préciser.

3. Peu avant de changer mon téléphone, il y avait déjà eu un autre incident. En début d'année, j'ai rencontré un groupe de jeunes hommes colocataires, tous trentenaires, que j'ai fréquentés un peu pour diverses raisons. Un jour où je prenais le

thé avec eux, l'un d'eux, montrant que le sujet avait déjà été abordé entre eux, m'a demandé :

« Je peux te poser une question ? Quel âge as-tu ? Tu parais avoir la trentaine mais tu pourrais aussi être plus âgée, on ne sait pas quel âge te donner, en fait, tu as l'air d'être sans âge... ».

Celle-là, je l'ai bien aimée ! À ce moment-là, c'était un peu avant l'anniversaire de mes 49 ans, pour tout te dire, je n'avais pas encore accepté mon âge, et j'ai répondu du tac au tac :

« C'est ça, je n'ai pas d'âge ! C'est exactement ce que je veux ! Je suis moi et cela n'a rien à voir avec l'âge ! D'ailleurs, j'ai lu un livre sur le sujet, du Dr Deepak Chopra, *Un corps sans âge, un esprit immortel* ! Oui, je suis sans âge, et ça me va très bien ! ». Et nous avons clos le sujet.

Mais en rentrant chez moi, je ressentais un malaise, je sentais que je n'avais pas été sincère avec des gens que je considérais comme des amis, que je devais leur dire mon âge, que quelque chose clochait avec ça. Pour commencer, je n'avais pas été sincère avec moi-même, moi qui prône l'authenticité et la transparence. Et j'ai fini par leur dire, dans une conversation sur Facebook, ce qu'ils avaient déjà deviné. J'étais leur aînée de bientôt 20 ans et... ils me devaient le respect comme il se doit ! D'ailleurs, j'en ai profité pour que tout le monde puisse voir mon âge sur ce réseau social. Comme cela, ce serait fait une bonne fois pour toutes !

Pourquoi avoir fait ça, alors que les femmes et même certains hommes, ont l'habitude de ne pas avouer leur âge ? Parce que dire mon âge me gênait, me faisait presque honte, je dois dire. Je voulais que l'on me voie juste comme j'étais mais cela me pesait de plus en plus, à cause de tout le tralala que cela provoquait et d'autres désagréments émotionnels parfois. Paraître jeune mais ne pas l'être m'a valu beaucoup de souffrance et de rejet dans ma vie amoureuse. Je te raconterai tout cela plus tard dans un autre livre. Je vais d'abord te raconter un autre épisode qui m'a donné envie d'écrire ce livre-ci :

4. Une autre fois où j'étais avec ce groupe de trentenaires, alors qu'ils connaissaient enfin mon âge, l'un d'eux m'a raccompagnée à ma voiture, et m'a embrassée. Enfin, cela ne s'est pas exactement passé comme ça ; il m'a rapidement dit :

« Tu veux qu'on s'embrasse ? » Et la milliseconde d'après, je me suis retrouvée à l'embrasser, alors que je n'en avais pas plus envie que ça, au départ. On n'avait même pas flirté avant, juste échangé quelques messages sympathiques sur Facebook. Mais je me disais qu'il était jeune et beau (oui, très beau, un visage régulier avec des yeux bleus magnifiques et un sourire à tomber par terre...) et que comme cela ne m'était pas arrivé depuis quelque temps, je ne pouvais pas refuser... C'était toujours ça de pris ! Pourtant, je ne ressentais rien de spécial, qu'un peu de tendresse et sa moustache très rude !

D'ailleurs, j'ai longtemps gardé la trace de ce baiser, non pas dans mon cœur mais sur ma peau, car en tant que femme noire, dès que j'ai une petite écorchure, je fais une cicatrice plus foncée que mon teint et c'est très gênant ! On aurait dit la moustache d'Hitler mais seulement d'un côté ! J'ai dû mettre du fond de teint pour cacher ma « plaie » pendant plusieurs semaines !

Dès le trajet de retour, et durant la semaine qui a suivi ce baiser, je sentais que ma peau était tout écorchée. Le lendemain, j'ai eu des boutons de fièvre à la bouche... Tu vois à quel point je somatise ? C'est peut-être aussi l'un de mes secrets. Pas que je somatise car finalement, c'est le lot de tout le monde, mais comme je somatise et que je connais ce phénomène, je me rends compte des choses et je traite la cause de mes somatisations au fur et à mesure. C'est peut-être une chance, finalement, d'être hypersensible, si l'on sait tirer parti de ses pouvoirs !

Par ailleurs, était-ce une chance d'attirer les jeunes hommes ou au contraire, mon apparence était-elle un problème pour attirer une relation amoureuse équilibrée ? Je dois t'avouer autre chose : comme je paraissais plus jeune que mon âge, je ne pouvais pas m'imaginer avec quelqu'un de mon âge qui « paraissait son âge » !

5. Pour terminer mes anecdotes, une autre fois, une jeune maman qui m'amenait sa fille de trois ans dans le cadre de mon travail en orthophonie[17], a été très étonnée que j'aie un jeune garçon de presque 16 ans, car elle pensait que j'avais un enfant tout petit, disait-elle, geste à l'appui. Apparemment, que j'aie un enfant jeune ne la choquerait pas, sauf moi : j'ai eu mon premier et seul bébé à l'âge de 33 ans.

Et je ne parle pas des personnes qui me rencontraient pour la première fois ; c'était tout le temps la même chose, d'autant plus que j'avançais en âge... Je ne savais jamais si je devais m'exaspérer ou me sentir flattée. Aujourd'hui, je sais qu'il vaut mieux choisir d'être flattée. Cela fait aussi partie des *révélations* que j'ai eues par la suite, au long de mon enquête.

Maintenant, tu comprends mieux pourquoi je me suis petit à petit posé des questions sur la jeunesse et la vieillesse, alors que je suis une femme ordinaire avec des moyens ordinaires. Je t'assure que je ne me suis pas réveillée un jour en me disant que j'allais expliquer aux gens comment rester jeune. Avec un tel sujet, je trouve que c'est terriblement embarrassant pour celle ou celui qui s'expose, même si j'ai aussi

---

[17] J'ai cessé mon activité d'orthophoniste libérale en 08.2017.

découvert par la suite qu'il y en avait plusieurs qui s'y étaient essayé, qu'on les avait écoutés et salués et qui pourtant aujourd'hui, portent les stigmates de la vieillesse. C'est aussi cela qui me retenait d'écrire ce livre car j'adore la cohérence et la tranquillité ! Maintenant, je crois qu'à chaque tentative, on peut toutefois faire avancer le schmilblick[18] !

Heureusement, alors que je n'avais pas encore décidé d'écrire ce livre, j'ai fait un rêve très rassurant : j'étais à une réception, dans un hall immense au plafond très haut. Je rencontrais des personnes très agréables, dont certaines étaient d'anciennes connaissances de la Guadeloupe, mon île natale. Tout à coup, un homme immense a surgi devant moi et je me suis retrouvée dans ses mains, à une hauteur vertigineuse. Il était noir, lui aussi, très souriant avec de belles joues rondes comme je les aime chez les enfants. Comme il était torse nu, je voyais qu'il était très costaud et musclé aussi. Nous avons commencé un numéro de main à main et je me sentais vraiment en sécurité. J'étais toute nue mais cela ne me gênait pas, au contraire, je me trouvais très belle et mes proportions étaient équilibrées. J'avais un maquillage original puisque mes lèvres étaient toutes blanches. C'était juste beau, pur et aérien. Pourtant, je peux te dire que dans la vraie vie, ce n'est pas mon fort de faire des numéros d'équilibriste ni de me percher aussi haut !

---

[18] https://www.expressio.fr/expressions/faire-avancer-le-schmilblick

Mais là, je me sentais voler, tournoyer dans tous les sens et je trouvais ce moment magique ! Nous avons fait une pause et à ce moment-là, j'ai vu des gens belliqueux entrer avec des fusils et se préparer à tirer. Je me suis dit que tout là-haut, je devais être une cible facile, mais cela ne m'inquiétait pas outre mesure. Et le numéro a repris jusqu'à ce que je décide de me réveiller, car j'ai eu peur de glisser et de tomber de très haut !

Malgré cela, la sensation de ce rêve était très agréable ! Avec le recul, je vois bien que je n'avais aucune raison d'avoir peur, car mon « génie » qui avait l'air si gentil et aimant m'aurait protégée et rattrapée, c'est évident. Nous faisions quand même un formidable numéro de main à main ! Cela demande une confiance absolue en l'autre, mais aussi beaucoup de force, de lâcher prise et de légèreté.

Puis, j'ai eu l'idée d'écrire ce livre[19] et je comprends beaucoup mieux le fait d'être à nu, exposée à toutes les critiques pas forcément positives. J'ai bien ressenti que j'avais le choix : soit je cédais à la pensée collective et je commençais à me fondre dans la masse en vieillissant comme tout le monde et on ne m'embêterait plus...[20] Soit je continuais comme

---

[19] Pour ceux qui s'intéressent à la symbolique des rêves, les lèvres blanches m'indiquaient aussi que je devais m'exprimer de la façon la plus pure et authentique que possible.

[20] Le film « Adaline » (Lee Toland Krieger, Avril 2015) relate une autre solution qui est de fuir et de tout quitter régulièrement afin de ne pas être repéré ; mais, motivée par une nouvelle rencontre amoureuse, l'héroïne, Adaline, finit

j'avais commencé, toujours sans me soucier du résultat, et je pouvais même expliquer à ceux et celles qui seraient intéressés comment je voyais les choses. Cela pourrait même aider les plus jeunes à ne pas faire les erreurs de leurs aînés et délier le mauvais sort pour les générations futures ?

Pour de multiples raisons, ce deuxième choix était le plus facile pour moi ! Actuellement, après d'autres crises existentielles, mon corps a encore pris des coups que j'ai parés comme je l'ai pu. Je n'ai aucune idée de comment je vais évoluer physiquement avec le temps et comme je le dis tout le temps, on verra bien comment je deviendrai ! Bien sûr, je tâche de vivre du mieux que possible l'instant présent comme je vais te l'expliquer en détails, et c'est tout ce qui compte pour moi ! C'est peut-être encore l'un de mes secrets !

Voilà, tu sais tout le commencement de cette idée folle. J'ai fini par me dire que tout cela était un bon point de départ pour mener la réflexion sur ce sujet. En ce qui me concerne, ce n'est pas une *quête* de la jeunesse éternelle, bien qu'il y ait effectivement une autre quête sous-jacente, éminemment plus importante pour moi.

Il s'agit d'abord et surtout d'une réflexion et d'une *enquête,* comme le suggère le titre de cet ouvrage, car je n'ai évidemment pas de mode d'emploi standardisé. Ce qui a

---

par se lasser de cette vie de fugitive. Je n'en raconterai pas plus pour te laisser découvrir la suite de ce film intéressant.

fonctionné pour moi jusqu'ici peut très bien ne pas fonctionner pour toi, d'autant plus que tout dépend de la pratique de chacun. Je vais juste essayer de faire le point de tout ce qui pourrait m'avoir aidée à garder un aspect « plus jeune que mon âge ».

C'est vrai, après tout, je suis une femme noire d'origine antillaise, orthophoniste, relaxologue, art-thérapeute, formée en conseil en image, fana de développement personnel et de spiritualité depuis mon enfance. Et j'ai lu énormément de livres sur la santé, le bonheur, la quiétude, etc. Tu retrouveras quelques-unes de mes références dans la bibliographie. Je suis « âgée » certes, mais j'ai surtout de l'expérience. Tout ce que je suis doit bien avoir un lien avec ce que je parais, car il est dit depuis fort longtemps que « Les conditions extérieures reflètent les conditions intérieures ».

Aujourd'hui, je pense que si cela peut *aider des personnes à se sentir bien dans leur peau, à se maintenir en bonne santé* à défaut de paraître plus jeune, et pourquoi pas à ralentir le processus du vieillissement et éviter d'accumuler des signes de vieillesse, j'en serais ravie ! C'est même ainsi que je conçois mon métier de coach en Expression de Joie[21], car chercher à être aussi heureux que possible, c'est, selon moi, la

---

[21] Méthode « Communiquons avec J.O.I.E. ». www.nadegecompper.com.

voie par excellence pour la prévention des maladies et le maintien d'une excellente santé !

Allons donc étudier ce qui se passe à l'intérieur. Dans ce qui va suivre et pour les besoins de notre enquête, nous allons explorer tous les aspects de ma vie de quinquagénaire, de mes pensées et croyances profondes à mes entrailles, en passant par mes habitudes !

« Prends garde à tes pensées car elles deviennent des paroles. Prends garde à tes paroles car elles deviennent des actes. Prends garde à tes actes car ils deviennent des habitudes. Prends garde à tes habitudes car elles deviennent ton caractère. Prends garde à ton caractère car il devient ton destin. »

Anonyme.

Chapitre 1

La valse de nos émotions

Un sujet hypersensiblement sensible

Le jour où je me suis aimé pour de vrai, j'ai pu percevoir que mon anxiété et ma souffrance émotionnelle, n'étaient rien d'autre qu'un signal lorsque je vais à l'encontre de mes convictions. Aujourd'hui, je sais que ça s'appelle Authenticité.

Kim et Alison Mc Millen[22].

J'étais une enfant puis une adolescente très observatrice, plutôt timide et renfermée. Mais avec le recul, je vois que c'était un avantage car j'observais les comportements des gens plus âgés que je côtoyais, leurs attitudes, leurs paroles, leurs gestes ; je regardais les photos de leur jeunesse, je les comparais avec ce qu'ils étaient devenus ; je trouvais souvent

---

[22] On attribue souvent le texte « Le jour où je me suis aimé pour de vrai » à Charlie Chaplin mais c'est parce que celui-ci aurait lu le poème pour ses 70 ans. Lire le poème complet sur https://nadegecomp-per.com/2013/05/31/le-jour-ou-je-me-suis-aime/

le décalage fort triste entre les belles personnes qu'ils avaient été au départ et les effets du temps... Les effets du temps ? Etaient-ce vraiment uniquement les effets du temps ?

En outre, en Guadeloupe, j'ai fait très tôt une rencontre mémorable. Tu sais que les vieilles personnes aiment raconter leur vie, exactement comme je le fais en ce moment. Un jour, je devais avoir 7 ou 8 ans, je m'étais encore essayée à bouder et à être exécrable, quand une vieille femme m'a avertie tranquillement, en souriant malicieusement : « Est-ce que tu sais que toutes les grimaces que tu fais restent sur le visage ? Si tu ne fais pas attention, tu finiras par garder toutes ces traces sur ton joli visage, tout comme moi ! ». C'était comme si j'avais rencontré une sorcière avisée dans la forêt.

Je trouvais cette remarque très juste car je connaissais les effets de l'érosion. Aussi, forte d'autres incidents de cette époque, je suis devenue une enfant plutôt sage et j'ai tenté d'écouter les bons conseils que je pouvais glaner à gauche et à droite. Celui-là, je ne l'ai jamais oublié et je me suis promis de ne pas garder de vilaines expressions sur mon visage mais de ne retenir que les meilleures[23].

Il y avait aussi ce conte qui me touchait beaucoup, *Les fées* de Charles Perrault[24], qui raconte l'histoire d'une jeune

---

[23] Je raconterai une autre facette de ma personnalité introvertie et timide dans un autre ouvrage, La voix libérée.
[24] *Les Fées*, tiré des *Contes de ma mère l'Oye* parus en 1697.

fille qui, grâce à sa gentillesse et à son amabilité, s'est vue offrir un don très spécial : chaque fois qu'elle parlait, des perles et des diamants sortaient de sa bouche ! A contrario, sa méchante et orgueilleuse sœur, ne s'étant pas comportée avec gentillesse avec la fée, se retrouva à cracher des serpents et des crapauds à chacune de ses paroles...

J'observais et écoutais autour de moi, et je voyais au moins une personne qui, à travers ses paroles, crachait des crapauds et des serpents. En voyant ses photos de jeunesse, on pouvait constater qu'elle s'était beaucoup enlaidie avec l'âge, surtout au niveau expressif, alors qu'au départ, c'était une vraie beauté. De la même façon, je me suis dit qu'à choisir, je préférerais cracher des perles et des diamants et ce faisant, j'espérais ne pas détériorer ce que la nature m'avait donné ! Je l'avoue, j'étais encore très jeune et ma première motivation était la beauté, parce que j'aimais déjà l'art et l'esthétique, mais cela avait l'avantage d'être un choix vertueux !

Par ailleurs, la plupart d'entre nous avons appris l'histoire de France et notamment l'épisode de Marie-Antoinette, dont on raconte que la chevelure est devenue toute blanche en une seule nuit, avant son exécution le 3 Octobre 1792. Bien sûr, j'ai appris mes leçons d'histoire comme tout le monde, mais je me rappelle très bien avoir retenu cet épisode remarquable, en faisant le lien entre les émotions de la reine et la réaction de son corps. Je faisais déjà, sans le savoir, une réflexion sur la cause et l'effet, qui sont des principes de maîtrise de la vie[25]. Ce n'est certes pas un hasard si quelques années plus tard, je suis devenue relaxologue pour apprendre à gérer le stress !

Je commencerai donc par le sujet des émotions, car j'aime aller droit au but, autant que possible. C'est un sujet CAPITAL. Tu pourrais même t'arrêter ici, si tu as déjà compris ce principe directeur et fondamental que je veux expliquer ! Tu l'as vu, même un enfant peut le comprendre !

---

[25] *La clé de la maîtrise, La cause et l'effet*, Charles Haanel, Editions du Dauphin Blanc, 2007, 2009.

Le gouffre des émotions

Nous trouvons de tout dans notre mémoire : elle est une espèce de pharmacie, de laboratoire de chimie, où on met la main tantôt sur une drogue calmante, tantôt sur un poison dangereux.

Sodome et Gomorrhe. Marcel Proust.

À un certain moment de ma vie, après mon divorce[26], lorsque je cherchais désespérément l'amour à l'extérieur de moi, j'ai complètement oublié la sagesse de ma jeunesse et peu à peu, ma vie est devenue un mauvais feuilleton, avec son lot de stress, ce qui m'explique aisément les changements observés peu à peu sur mon corps. Cela m'a donné l'occasion d'observer à quel point le corps reflétait l'esprit. De plus, au départ, mon enfant était très jeune et nos relations étaient souvent difficiles. J'étais hypersensible à tout ce qui se passait entre nous, je voulais bien faire, j'avais du mal à lâcher prise, je trouvais ardu de l'élever, malgré tous mes efforts[27]. Par exemple, contrairement aux enfants parfois plus jeunes que lui qui ne souhaitent que leur indépendance, il cherchait

---

[26] C'est pour cela que j'ai choisi une photo de cette époque pour la première de couverture. Ce shooting photo a été une véritable thérapie.
[27] J'ai raconté quelques épisodes de cette période dans mon livre « Les secrets de la réussite scolaire », Ed. Publibook, 2009.

toujours la dépendance alors que moi je ne rêvais que d'autonomie. Lorsque j'ai enfin osé arrêter de le laver à 7 ans, contre son gré, ça a été un sujet de crise. D'autres fois, cela lui prenait vingt minutes pour sortir de la voiture, après une longue journée de travail et après que je sois allée le chercher à l'école. Comment ne pas faire de crise dans ce cas ?

Il avait une sacrée personnalité et moi, j'étais si faible à bien des égards. Nous avions de sérieux problèmes. Colère, regrets, frustration, culpabilité, ressentiments ? Je pense qu'après ce divorce et toutes les pertes occasionnées de part et d'autre, tous ces sentiments se mêlaient dans notre vie commune. Un jour, après qu'une amie l'ait gardé quelques heures, j'ai eu la consolation de l'entendre me confirmer sa singularité.

Pendant des années et jusqu'à très récemment, nous avons sillonné plusieurs thérapeutes et thérapies mais personne n'a su résoudre nos problèmes. Malgré toute notre bonne volonté, des cris se sont élevés, des coups ont été portés, des mots malheureux se sont incrustés, des portes ont claqué, des objets ont été cassés, des rivières de larmes ont coulé aussi. Régulièrement, après les moments de crise, je me réfugiais dans mon lit, en pleurs et complètement épuisée. Nous pouvions ne pas nous parler pendant plusieurs jours. J'étais célibataire et sans famille pour m'aider ; j'étais sensée être forte et je ne voulais pas déranger les quelques amies que j'avais. J'arrivais à aider les autres mais moi, je restais avec cette difficulté. Si je voulais arriver au bout du chemin et m'assurer que mon fils et moi soyons sains et saufs, je devais apprendre à dire non, mais aussi à lâcher prise, à prendre du recul et à me polariser uniquement sur les émotions qui me faisaient du bien, tout en regardant le bon côté des choses.

Aujourd'hui, nos relations sont bien meilleures car à chaque épisode de crise, j'ai appris l'affirmation de soi, l'acceptation et le lâcher prise. Je vois le bon côté des choses et ce qui est difficile à gérer m'affecte moins. Mon fils est jusqu'à nouvel ordre officiellement handicapé social et moi, une personne aidante. Bien qu'il ait fait quelques progrès (et moi aussi !), je crois qu'il est un bon exemple des personnes qui gèrent encore très mal leurs émotions débordantes, autant dans l'anxiété que dans la colère et la frustration. C'est difficile d'avoir une vraie vie sociale dans ces conditions. Il n'est pas encore arrivé à adopter une routine efficace pour gérer son stress et prendre son autonomie. Je sais que le temps fera son œuvre comme il le fait pour moi.

Quant à mon travail, lui aussi apportait son lot d'émotions fortes, entre les défis intellectuels et les personnalités parfois difficiles ou dépressives des patients, mais pour moi, surtout la fréquentation de la maladie et de la mort. Fort heureusement, dans cette tempête émotionnelle, j'avais recours aux techniques de relaxation, aux enregistrements de relaxation guidée, à toutes les formes d'art que je pratiquais, comme l'écriture et la musique[28], et surtout à ma spiritualité dont nous parlerons à la fin de ce livre. C'est comme cela que j'ai pu survivre et m'élever dans ce gouffre des émotions.

Marcel Proust avait raison, il s'agit avant tout de chimie voire d'alchimie ; de mémoire aussi. Chaque fois que nous vivons ou choisissons une émotion, chaque fois que nous nous remémorons un événement et l'émotion qui y est associée, nous transformons la chimie de notre corps[29]. C'est pourquoi il est nécessaire de le savoir et de maîtriser le mécanisme des émotions, pour qu'on ne se fasse pas valser à droite et à gauche, impuissant à diriger notre vie.

Tout d'abord, je vais me référer ici à l'échelle des émotions communiquée par Esther et Jerry Hicks[30]. Voici les émotions qui ruinent la santé et la jeunesse (à lire en commençant par le bas) :

---

[28] Ce sont certains aspects positifs de mon éducation qui me sont très précieux. La guérison vient aussi lorsque l'on peut apprécier les apprentissages de ces moments vécus comme difficiles.

[29] Par exemple, dans le cas de troubles de dissociation de la personnalité, les études scientifiques ont pu remarquer que les données biochimiques changeaient drastiquement selon l'émergence de la personnalité. https://journals.plos.org/plosone/article?id=10.1371/journal.pone.0039279

[30] *Créateurs d'avant-garde : Demandez et vous recevrez*, Esther Hicks et Abraham, Editions Ariane, 2006.

-Ennui
-Pessimisme
-Frustration, Irritation, Impatience
-Accablement
-Déception
-Doute
-Souci
-Blâme
-Découragement
-Colère
-Vengeance
-Haine, Rage
-Jalousie
-Insécurité, Culpabilité, Manque de mérite
-Peur, Chagrin, Dépression, Désespoir, Impuissance.

Cela te rappelle sans doute le texte du Général Mac Arthur que j'ai partagé avec toi en introduction de ce livre. Décidément, il avait tout compris ! On devrait l'appeler le Génial Mac Arthur !

Pour simplifier cette échelle des émotions, sache que tous les spécialistes réunis s'entendent pour dire que finalement, les émotions négatives s'alignent toutes sur la peur et les émotions positives sur l'amour. En se référant aux fréquences vibratoires, on parle aussi d'émotions élevées et d'émotions basses.

Quand de plus, on songe aux effets physiologiques que ces émotions créent dans le corps, on peut mieux les percevoir comme de vrais déclencheurs de « poison », si on n'arrive pas à gérer ces émotions. Ce n'est pas tant l'émotion qui est négative, mais le fait de la ressasser, de la nourrir et d'y rester. Car plus on y reste, plus le corps sécrète des hormones pour rééquilibrer ce stress, mais les tensions et certaines hormones accumulées épuisent l'organisme. Chaque type d'émotion est en rapport avec certaines glandes endocrines qui ont des effets sur les organes associés. C'est ce qui crée en grande partie les troubles de santé et la dégénérescence de nos cellules, et donc la vieillesse. J'ai déjà expliqué plus en détails ces phénomènes et comment les gérer dans mon livre *Vivre la joie de respirer, respirer la joie de vivre*[31].

Revenons aux émotions négatives. Tu auras sans doute déjà visionné l'un de ces feuilletons ou l'un de ces films dramatiques qui mettent en scène des personnages complètement immatures, qui ont des troubles de la personnalité évidents, des problèmes de communication envahissants et récurrents, qui font des conclusions hâtives sans vérification, qui réagissent au quart de tour pour des broutilles et qui en arrivent à des drames pour des choses très futiles !

---

[31] *Vivre la joie de respirer, respirer la joie de vivre*, ou « Bien respirer et vivre heureux », Nadège Compper, et version kindle sur Amazon, 2013 et version papier sur TheBookEditions .

Quand j'étais petite, je regardais tout cela d'un air dubitatif, car je ne comprenais pas comment on pouvait s'emberlificoter pour si peu, surtout que, par exemple, si quelqu'un vous trompe et ne vous aime plus, cela me paraissait évident et simplissime qu'il fallait le quitter, un point c'est tout. Mais non, les histoires se terminaient par des drames et des meurtres… Pour en faire quelque chose d'utile, puisque ma famille aimait ces films et ces feuilletons, je les regardais alors pour apprendre ce qu'il ne fallait pas, mais *surtout pas*, faire… Malheureusement, ce qui semble parfois être des caricatures s'avère n'être qu'un pâle reflet de la réalité[32]. Mais si tu dois vraiment les regarder, pour une raison ou une autre, surtout si cela t'amuse, autant en faire quelque chose d'utile et en tirer des leçons constructives pour ta vie !

Pour revenir à l'échelle des émotions, malgré de nombreux épisodes de découragement, je n'ai jamais été profondément pessimiste. Dans toutes les difficultés que j'ai pu

---

[32] Je pense à tous ces témoignages de vies réelles qui relatent des faits affreux basés sur des croyances et de habitudes irrespectueuses de l'être humain. Par exemple, les témoignages de Waris Dirie sur l'excision (Fleur du désert, J'ai Lu, 2009) et celui de Ourda Saillo sur les sévices que peuvent vivre les enfants, et notamment les petites filles, au Maroc (J'avais cinq ans, Archipoche, 2010). Je t'avoue que je me suis contentée d'en lire les résumés et d'écouter les interviews de la magnifique Waris, car étant une hypersensible, je serais trop touchée par les détails de ces violences. Une fois, une amie m'avait amenée voir *Le silence des agneaux* à sa sortie en 1991, et je l'avais accompagnée avec une grande naïveté, comme je savais le faire, mais j'en ai eu des cauchemars pendant deux mois ! Quand je pense que ce film a raflé cinq Oscars, cela me laisse dubitative…

ressentir, j'ai toujours su qu'il y avait l'espoir de quelque chose de meilleur. Est-ce parce que mon prénom signifie *espérance* ? Malheureusement, j'ai tout de même dû apprendre à gérer au moins les neuf autres premières émotions négatives dans ma vie, et même celles des deux dernières lignes du bas. J'ai su éviter la jalousie, la rage, la haine et la vengeance mais j'ai ressenti toutes les autres ! Comme tu peux le voir, ce ne sont pas des émotions faciles mais je peux t'assurer aujourd'hui qu'on peut s'en sortir ! Et j'en ai pleuré, des rivières, comme le dit la chanson...[33]

Évidemment, quand on parvient à plus de maîtrise, on ne donne plus de crédit à certaines émotions et on choisit ses programmes (livres, films, feuilletons, etc.) pour les belles émotions qu'ils nous procurent, sachant que tout ce qui s'imprime s'exprime, que ce soit dans notre corps ou dans notre vie.

À ce propos, je vais faire une parenthèse sur les programmes pour enfants. Il y a des émissions et des films qui sont interdits au-dessous d'un certain âge et je peux dire que même parmi ceux qui sont permis à un certain âge, les idées ne correspondent pas vraiment à ce qu'on peut nommer « pureté ». Par des moyens plus ou moins subtils, les enfants sont soumis très tôt à des programmations conscientes et

---

[33] *Cry me a river*, chanson originale de Arthur Hamilton et publiée en 1953, en français *Pleurer des rivières*, reprise entre autres par la chanteuse Victor Lazlo en 1985 (paroles de Boris Bergman).

subconscientes qui peuvent s'avérer très nocives pour leur développement. Puis, petit à petit, les programmes nous font croire qu'on entre enfin dans un monde d'adulte, autrefois interdit, en ajoutant des idées et des émotions qui nous desservent car elles nous entachent. Et de dessins animés naïfs, on finit par être submergés d'émissions qui ne traitent que des traits les plus vils de l'humanité. Nous verrons plus loin l'importance de ce que l'on apporte au monde mental.

Ayant connaissance de tout cela, après être tombée dans les pièges les plus horribles à certains moments de ma vie, je ne privilégie que les programmes et les films qui font prévaloir les plus hautes valeurs et les plus belles émotions. J'aime me nourrir de beauté, de grâce, de pureté et de joie et j'élimine tout ce qui n'y ressemble pas. Je suis de ce fait, toujours adepte de certains dessins animés pour enfants ou d'autres émissions édifiantes, car c'est ce que je suis, définitivement[34]. Pour ma plus grande joie, j'ai repris le pouvoir sur mes programmations mentales et émotionnelles et je suis revenue à mes premières amours qui correspondent à ma personnalité profonde.

Ce que tu dois retenir, si tu n'en es pas là, c'est que tu peux ressentir ces émotions, tu peux les accepter pour un moment et les traverser, mais tu peux garder en tête qu'elles ne

---

[34] La série des « Oui, oui », certains films de Barbie, qui est d'ailleurs une coach excellente, certains films Hallmark, etc. On y prône les valeurs de la vérité, de l'amitié, du pardon et bien d'autres valeurs fondamentales.

sont pas ton Moi réel et que tu peux absolument t'en sortir rapidement si tu le désires ! Regarde un peu comment les enfants jeunes réagissent : ils pleurent, ils se mettent en colère, et la seconde d'après, c'est fini, on les voit jouer et rire !

Une autre facette des émotions sur laquelle je ne m'étendrai pas ici, car nous le verrons plus loin, c'est que nous créons constamment notre vie avec nos émotions. Les découvertes de la physique quantique corroborent ce point enseigné depuis des millénaires : nous attirons à nous ce qui nous correspond à un niveau vibratoire ! Et cela commence par nos émotions !

Personnellement, j'en ai surtout pris conscience grâce au film *Le Secret*[35], découvert en 2012, et d'autres références que je partage avec toi dans la bibliographie. Donc, ce sujet de la jeunesse éternelle qui au départ, peut paraître bien futile et illusoire, va bien au-delà de l'apparence. Sous un abord apparemment superficiel, il est question de la conception de toute la qualité de la vie.

Tu commences à comprendre pourquoi il peut être intéressant de tenter de relever le défi ?

---

[35] *Le Secret*, Rhonda Byrne, 2008. J'ai particulièrement aimé un autre de ses livres, *La magie* (2012) qui traite du pouvoir de la gratitude.

Le Nirvana des émotions

Il ne tient qu'à nous de choisir le contentement et la gratitude maintenant et d'arrêter d'imaginer qu'il faut que tout soit parfait pour être heureux.

Joanna Gaines.

Tu liras ci-dessous la liste des émotions qui font du bien à la santé et qui de ce fait, contribuent à maintenir la jeunesse. De la même façon que les émotions négatives entraînent la sécrétion d'hormones du stress, ces émotions positives entraînent la sécrétion d'hormones et de neurotransmetteurs du bonheur, soit la dopamine, la sérotonine, l'ocytocine, l'adrénaline, la noradrénaline, les endorphines et la phényléthylamine.

Contrairement aux hormones du stress, il n'y a pas de dose à ne pas dépasser ! Autrement dit, si quelqu'un arrive à se maintenir le plus souvent dans ces émotions, il n'a pas *besoin* d'en rajouter avec des médicaments ou autre chose qui l'aiderait à supporter le stress (comme les excès de sucre, la cigarette, les sensations fortes, etc.) !

Il ne reste qu'à trouver le moyen de ressentir ces émotions positives, basées sur l'amour et la joie, et c'est souvent là que le bât blesse (toujours à lire en commençant par le bas, le contentement suivant l'ennui de l'échelle précédente) :

-Joie, Connaissance, Autonomisation, Liberté, Amour, Appréciation
-Passion
-Enthousiasme, Ardeur, Bonheur
-Attente positive, Foi
-Optimisme
-Espoir
-Contentement

Nous parlerons un peu plus tard de quelques pratiques qui permettent de favoriser ces émotions positives. Je mettrai un accent particulier sur la joie mais aussi l'Amour qui sont au sommet de cette échelle. Dans mon livre, *Vivre la joie de respirer, respirer la joie de vivre*[36], j'ai expliqué ma méthode de respiration ou *respiration de l'Amour*, tant je trouve que c'est important de tout ramener à ce sentiment. Et je ne suis évidemment pas la seule à mettre l'amour en avant, mais il est toujours bon de rappeler ce principe essentiel ! Depuis des millénaires, les bouddhistes conseillent d'afficher un demi-sourire sur le visage et cela fait également partie des petits trucs indispensables de ta trousse de beauté, à un niveau superficiel et profond.

---

[36] Editions TheBookEditions et kindle, 2013.

On parle de plus en plus des effets des sentiments positifs sur la santé, et notamment ceux de la gratitude. À cet effet, un article du magazine Figaro.fr[37], expliquait que le sentiment de gratitude avait prouvé ses effets bénéfiques sur la santé de personnes cardiaques. Il citait à l'occasion la phrase de la fille du psychologue Martin Seligman, fondateur de la psychologie positive, alors qu'elle avait cinq ans : « Si j'ai décidé de ne plus jamais chouiner, tu peux arrêter d'être grincheux ». Eh oui, la vérité sort souvent de la bouche des enfants !

J'aime bien aussi le livre Mme Bonheur, de Roger Hargreaves (2007), car en quelques pages, il explique que le bonheur réside dans une simple décision ! Si tu me réponds que c'est plus facile à dire qu'à faire, je te répondrai que c'est aussi facile que de changer de route en voiture, mais effectivement, cela demande un certain effort de tourner le volant et de se maintenir sur le chemin, malgré les embûches, les embouteillages et tout ce qui pourrait vouloir nous barrer la route !

Je parle en connaissance de cause car j'ai eu tendance à être assez grincheuse, râleuse et triste moi-même et je sais pertinemment que ce sont ces sentiments qui m'ont valu les signes de vieillesse que j'ai pu observer sur mon corps.

Là encore, se focaliser sur les sentiments positifs a bien plus de répercussions, car en raison des états vibratoires que

---

[37] http://sante.lefigaro.fr/actualite/2015/05/14/23722-bienfaits-gratitude-demontres-pour-sante, Damien Mascret, 14.05.2015.

cela transforme en nous, notion dont nous reparlerons aussi[38], je le répète : le défi ne concerne pas seulement la santé ou la jeunesse du corps, mais bien tous les aspects de la vie.

---

[38] Voir le chapitre 4 sur la Genèse de la jeunesse.

La Formule 1 des émotions

Donnez aux autres autant d'amour que vous pouvez. Soyez aimable et gentil, dites des mots tendres, pardonnez à ceux qui vous ont manqué de respect, et pensez aux autres en termes affectueux, en leur rendant hommage dans tout ce que vous faites. Abstenez-vous de juger et de critiquer. Trouvez plutôt en toutes circonstances de nouvelles raisons d'aimer. Rappelez-vous qu'il est facile d'être aimant parmi des gens qui le sont aussi ; c'est un défi parmi les gens qui ne le sont pas. En traitant autrui avec amour et compassion, vous attirez à vous les occasions favorables, la richesse, les gens, les miracles et encore davantage d'amour. L'amour vous ouvre plus de portes et attire à vous des choses favorables.

Créer l'abondance. Manuel de prospérité. Sanaya Roman et Duane Packer[39].

---

[39] Traduction du livre *Creating Money: attracting abundance* (Créer l'abondance, manuel de prospérité, Sanaya Roman et Duane Packer, Editions Soleil, 1988). Ce livre n'est malheureusement plus édité en français. Renseignements sur https://www.orindaben.com.

Les partenaires d'apprenti sage

Être engagé vers votre plus haute aspiration et vous aimer vous-même est votre priorité absolue.
Sanaya Roman[40].

Je ne t'apprendrai rien en te disant que si nous vivions seuls, nous n'aurions pas la moitié de nos difficultés ! Mais voulons-nous vivre en ermite et en autarcie dans la forêt ? Pouvons-nous même le faire ? À part quelques exceptions, nous avons, pour la plupart, besoin les uns des autres pour vivre décemment, car chacun apporte sa pierre à l'édifice. La seule solution logique est d'apprendre à vivre en société en apprenant à nous respecter les uns les autres, ou mieux, à nous aimer les uns les autres.

Si j'en parle dans cette enquête sur la jeunesse éternelle, c'est qu'évidemment, on peut s'éviter bien des rides, des tracas, des montées d'hormones de stress et des tensions musculaires, bref, bien des dégâts physiques, rien qu'en se focalisant sur les qualités de l'amour ! Tu as vu que cela n'a pas toujours été facile avec mon propre fils qui s'avère être mon meilleur partenaire d'apprentie sage.

---

[40] *Choisir la conscience*, Sanaya Roman, Edition Ronan Denniel, 1986 (épuisé).

Toutefois, c'est ce que j'ai essayé de faire assez tôt dans mon parcours. Si c'était vraiment trop douloureux et compliqué pour moi, je préférais rompre la relation et m'occuper de me réparer, tout en me créant d'autres relations plus satisfaisantes. C'est ce que j'ai fait avec ma famille biologique, que je ne fréquente plus depuis des années, car les différences étaient trop importantes pour que ce soit gérable pour moi (religion, culture, mentalité, etc.). Le point important à relever ici, c'est que ce n'est pas du rejet et que je ne ressens plus ni colère, ni amertume, ni regrets ni tristesse, respectant où ils en sont, en attendant peut-être le bon moment où eux, ils n'auront plus le réflexe de me juger si nous nous croisons.

En effet, de par certains conditionnements, tout comme une certaine immaturité psychologique et spirituelle, il y a des personnes qui cherchent constamment à changer les autres, à imposer leur point de vue, à juger, alors qu'Ils ne donnent pas forcément eux-mêmes le bon exemple dans leur comportement. J'aurais aimé pouvoir garder des liens plus forts avec ma famille biologique, mais j'ai conscience que parfois, il vaut mieux s'aimer à distance. Certaines personnes disent que j'ai été courageuse, moi, je pense seulement que j'ai un fort instinct de conservation qui fait que ma priorité absolue a toujours été de rester aussi authentique que possible, de m'aimer et d'aller vers ma plus grande aspiration, bien que ceci n'ait pas toujours été aussi conscient qu'aujourd'hui.

C'est la même chose pour les autres types de relations sociales. Rien ne m'empêche plus de couper court à une relation que je trouve malsaine ou qui ne m'apporte ni joie ni réconfort. Dans ce cas, au lieu de m'épuiser à essayer de me justifier et à changer les concepts des autres, j'ai compris que le meilleur chemin pour moi était de suivre ma voie et de les laisser suivre la leur. Je respecte totalement le point de vue des autres tant qu'ils respectent le mien et celui des autres ! Si ce n'est pas le cas, je défendrai ma liberté par tous les moyens légaux, humains et spirituels, subtils comme non subtils.

En outre, par la loi de la résonance dont nous reparlerons au chapitre 4, en agissant ainsi, nous avons une influence bénéfique sur notre environnement ! Donc, ne te culpabilise pas en te disant que tu te comportes en égoïste car c'est exactement le contraire ! Ghandi ne disait-il pas : *Soyez le changement que vous voulez voir dans le monde ?*

C'est ce que j'appelle la tolérance qui commence par le respect profond de soi-même car celui qui ne sait pas se respecter lui-même ne peut respecter l'autre. Il faut bien qu'un jour ou l'autre, quelqu'un brise les barrières présupposées infranchissables, sinon les mêmes actions entraîneront toujours les mêmes résultats. Si tout le monde agissait de cette façon, le monde changerait beaucoup plus vite de manière positive.

Bien sûr, c'est un chemin qui peut parfois être semé de solitude, et beaucoup ne le prennent pas par peur de couper des liens familiaux, sociaux ou matériels. Mais ont-ils songé qu'ils y perdaient leur santé et leur jeunesse ? Ce n'est que mon point de vue cependant, car chacun doit pouvoir juger de ce qui est bon pour lui ou pas, et quel chemin lui semble meilleur pour son évolution. Moi, tel un blessé évacué du champ de bataille, j'ai choisi de m'éloigner et d'aller à l'hôpital, de me soigner et de tout faire pour devenir plus forte. Certains soldats retournent à la bataille, d'autres suivent d'autres voies. Il faut constamment suivre son intuition et écouter son cœur pour savoir quelle est sa place et c'est ce que j'essaie de faire.

Je n'exclus pas un retour à mes origines pour *boucler la boucle*, comme on dit. *Il ne faut jamais dire jamais* et surtout pas agir (ou ne pas agir) par peur ni dans la rancune ou la rancœur. Rappelons que ces sentiments sont de vrais poisons qui nous éloignent de la santé et de la jeunesse, alors je ne les entretiens surtout pas et je lâche prise !

Le boomerang d'amour

La meilleure image associée au bonheur est celle du boomerang : pour le recevoir il faut d'abord l'envoyer.

Gérard Onic[41]

---

[41] Libéral, Spiritualité, France, Le Thor, 1946.

Après le tri et la séparation des personnes négatives, une autre technique est, autant que possible, de renvoyer de l'amour à ceux qui, selon moi, me font du mal.

Pour te donner un exemple, après mon divorce, mon ex-mari a choisi une nouvelle femme, qui m'a prise en grippe pour plusieurs raisons. Un jour, j'avais fait passer un cadeau par mon fils pour mon ex-beau-père, que j'avais très peu l'occasion de rencontrer alors que mon ex-mari, son fils donc, y allait souvent. À la fin du week-end, mon ex a ramené mon fils en me ramenant également le cadeau, d'une manière brusque et fort désagréable, disant que sa compagne était fâchée, que je n'avais qu'à donner ce cadeau moi-même ; il s'exprimait comme si j'avais fait du mal à sa femme. Je savais que ce n'était pas dans ses habitudes de se comporter comme cela, et qu'il était particulièrement influencé. Je te raconte cette histoire rapidement, sans te raconter tout ce que j'avais subi avant, pour ne pas trop m'éterniser sur ces souvenirs sordides. Ce jour-là a été la goutte qui a fait déborder le vase. J'ai éclaté en sanglots sur le pas de la porte, alors que mon fils de six ans regardait la scène sans comprendre ! Je ne comprenais rien non plus ! Quel mal avais-je encore fait ? « Quel rapport cela a avec elle ? », ai-je crié entre deux sanglots. En quoi je ne la respectais pas ou quelque chose comme ça ?

Plus tard, en y réfléchissant, j'ai compris que cela la renvoyait au fait qu'elle était la seconde femme et qu'en plus, elle ne s'entendait pas aussi bien que moi avec son beau-père.

Moi, dans ma grande naïveté[42], j'avais pensé que justement, en n'allant pas moi-même chez mon ex-beau-père, je prenais la distance requise et n'envahissait pas sa place, mais apparemment, l'effet était inverse ! J'ai bien vu que mon ex était touché par mes sanglots et comprenait que la situation était réellement ridicule et sordide. Tout en pleurant, j'ai repris mon cadeau (des marrons glacés qu'affectionnait mon beau-père), et nous en sommes restés là.

J'étais interloquée, je ne savais quoi faire pour résoudre cette situation et me sortir de cette tristesse et de ce désarroi. Je savais néanmoins au fond de moi que je ne devais pas répondre par la haine et le rejet car non seulement j'étais relaxologue, mais j'avais aussi déjà intégré de nombreux enseignements spirituels[43]. Je ne te dis pas que je n'ai pas pensé du mal de cette femme. Toutefois, de tout mon cœur, j'ai tenté de vivre les enseignements du Christ et de la voir comme une enfant de Dieu qui tout comme moi, voyage sur son chemin avec son niveau de conscience.

Peu à peu, je me suis apaisée et en écoutant mon cœur, j'ai découvert que j'avais de la chance : le lendemain était le jour de la St Valentin, jour des amoureux. Tu ne vois pas le rapport ? J'ai décidé de leur envoyer un texto pour la St Valentin, en leur souhaitant beaucoup d'amour dans leur couple. Et voilà. C'est ce que j'ai fait. Mon ex m'a renvoyé un texto de

---

[42] ...ou ma flemme d'aller visiter moi-même mon ex beau-père ?
[43] Voir le chapitre 5.

remerciements puis j'en ai reçu un autre de sa femme. J'ai senti que je les avais apaisés, que j'avais en quelque sorte, épongé les craintes de cette femme et que cette paix me revenait en retour. Je ne m'excusais pas et je ne me rappelle pas avoir demandé d'excuses non plus. Je voulais juste la paix et je l'avais obtenue. C'était fini et cela avait été si facile ! J'avais juste envoyé de l'amour.

Nous n'avons jamais plus reparlé de cet incident. J'ai bien sûr pris la décision de ne plus passer par mon ex pour faire mes cadeaux, et de prendre encore plus de distance avec sa nouvelle compagne ! J'avais compris que quoi que je fasse, tout pouvait toujours être pris de travers !

C'est encore l'un de mes secrets : j'ai l'habitude d'écouter aussitôt que possible les leçons que la vie m'apporte pour éviter les enlisements et les récidives désagréables ! Et je renvoie aussi vite et autant que possible de l'amour quand je me sens blessée. C'est ce que Jésus préconisait en disant : *Mais moi, je vous dis : Aimez vos ennemis, bénissez ceux qui vous maudissent, faites du bien à ceux qui vous haïssent, et priez pour ceux qui vous maltraitent et qui vous persécutent* (La Bible, Matthieu, 5, 44).

Mais je ne veux surtout pas endosser le rôle de victime, d'autant que dans toute situation désagréable, j'essaie toujours de comprendre où sont mes responsabilités. Le tout premier principe du succès enseigné par Jack Canfield est de prendre 100% de responsabilité[44] pour tout ce qui nous arrive dans la vie. Lorsque je l'ai appris, après les premières réticences, j'ai fini par comprendre qu'il renvoyait à des lois spirituelles très justes. Et quelle belle occasion de reprendre son pouvoir personnel qui est la condition sine qua non à tous nos plus beaux succès !

Pour en revenir à cette anecdote, il s'agissait là des effets de la loi de la résonance dont nous reparlerons au chapitre 5 consacré à la spiritualité. Si tu n'aimes pas ce mot, intéresse-toi néanmoins aux principes de la spiritualité, ne serait-ce que pour préserver ta tranquillité, ta santé et ta jeunesse !

D'ailleurs, l'histoire se termine plutôt bien, car entre la femme de mon ex-mari et moi, les rapports sont tout à fait cordiaux, le peu de fois où nous nous croisons.

Rappelle-toi que chaque âme évolue sur son propre chemin.

---

[44] *Le succès selon Jack*, Jack Canfield, Ed. Un monde différent, 2005.

Trop plein de traumatismes et prismes de la vie

> *Peu importe le défi que vous avez à surmonter, vous devez vous rappeler que même si la toile de votre vie se peint au fil de vos expériences, de vos comportements, de vos réactions et de vos émotions, c'est vous qui avez le pinceau en main.*
> Oprah Winfrey.

Cela m'amène tout naturellement à la suite de ce sujet et je me dois de te le dire : la recette est toujours la même ! Tu as un problème, tu prends 100% des responsabilités, tu t'assois pour réfléchir et tu cherches un moyen pour que ce problème se transforme en quelque chose de positif ; tu cherches à savoir ce que tu pourrais en apprendre et comment tu pourrais progresser dans ton comportement. C'est tout. Cela s'appelle la *résilience*. Si tu veux avoir un point de vue plus ludique, imagine que tu joues à un jeu vidéo ou un jeu de rôle et que tu profites de toutes les occasions pour gagner des points et éviter le game over !

Tu penses que j'ai eu une vie facile et que je n'ai pas eu de problème sérieux à résoudre ? Peut-être, heureusement, pas des problèmes aussi graves que certains. Mais j'ai connu les jugements d'une religion étriquée[45], une mère ultra

---

[45] Pléonasme !

autoritaire, spécialiste des phrases assassines[46] et de la violence verbale, un père absent à la maison et présent ailleurs, des sœurs *spéciales* (j'ai même vécu un abus sexuel vers l'âge de sept ans car les petites sœurs peuvent servir de jouet sexuel aux adolescentes qui se découvrent...[47]), des harcèlements dans ma propre famille parce que j'étais différente[48] ; j'ai dû partir loin de ma famille à 17 ans pour poursuivre mes études à Marseille, j'ai commencé ma vie professionnelle avec un prêt d'honneur de 100.000 francs à rembourser, j'ai travaillé en libéral avec tous les tracas que cela peut procurer, sans aide de qui que ce soit, pas même les allocations de l'Etat (et tant mieux !) et tout cela sans famille, dans un milieu assez concentré en négativité ; j'ai divorcé alors que j'étais mère d'un petit enfant de 3 ans[49] et je suis célibataire depuis 2003 parce qu'aucune relation amoureuse que j'ai tentée après mon divorce ne m'a satisfaite, tout au moins jusqu'à nouvel ordre...

---

[46] Il y a quelques années, j'ai ressenti le besoin de témoigner à une émission d'Europe 1 consacrée aux phrases assassines, pour donner du sens à toute cette souffrance.

[47] Je raconterai cet épisode dans mon livre « La voix libérée », sur la timidité et l'importance de l'expression. Nous sommes très nombreux à avoir subi des abus de toute sorte et il est temps que les voix se libèrent.

[48] Si tu souhaites en savoir un peu plus sur mes dites souffrances, je te reporte au chapitre *L'art-thérapie, émois* ou *L'art-, thérapie, et m*oi, de mon livre *L'art-thérapie, médium thérapeutique en orthophonie* », TheBookEditions, 2014 et kindle.

[49] L'enfant, devenu jeune homme, a été reconnu porteur d'un handicap social en 2021. Pour faire simple, c'est un hypersensible qui n'a pas encore trouvé sa place dans la société.

J'écris cette liste non pas pour me plaindre mais pour les besoins de ce livre. Je sais que dans mon histoire, il y a énormément d'aspects positifs et c'est d'ailleurs sur eux que je me suis focalisée pour me construire et me reconstruire plus positivement. Pour tous ces aspects positifs comme négatifs, après avoir remonté l'échelle des émotions, aujourd'hui, je suis profondément reconnaissante car c'est ce qui fait qui je suis.

Il existe aussi des tableaux familiaux beaucoup plus graves et que mes souvenirs malheureux peuvent paraître des broutilles pour certains. C'est vrai ; mais la souffrance est toute relative. La mienne a été bien réelle pour moi. Cependant, oui, côté souffrance, je pense que je suis plutôt dans la moyenne. Mais faut-il être violée ou excisée, avoir vu tuer sa mère ou son père, ou avoir vécu d'autres horreurs de ce type pour être malheureux et à la recherche du bonheur ? Regarde autour de toi. Les gens n'ont pas tous des problèmes fondamentaux de survie mais ils se shootent aux médicaments, remplissent les hôpitaux et au passage, ils remplissent aussi les comptes en banque des rééducateurs de toute sorte, des thérapeutes, des médecins et surtout des chirurgiens[50] ! Heureusement, j'ai pu constater que les choses s'arrangeaient peu à peu mais il y a encore beaucoup de travail !

---

[50] Lorsque j'étais orthophoniste, ma comptable, qui faisait des vérifications dans une association agréée, m'a dit qu'elle avait cru se tromper en voyant le chiffre d'affaires d'un chirurgien (dont elle ne m'a pas donné le nom, évidemment) : plus d'un million d'euros ! Nous reparlerons de la santé au Chapitre 2.

Nous en reparlerons au sujet du corps, car grâce à cette mentalité ou cette habitude d'introspection automatique, j'ai réussi à éviter l'aggravation d'un tas de malaises (mal-aises) et de maladies (mal-à-dit) ainsi que leurs conséquences néfastes, de façon très consciente.

Je vais même te révéler un petit secret : tout ce que j'ai énoncé pour montrer combien ma vie avait été malheureuse, eh bien, avec du recul, je le vois maintenant comme autant d'occasions de richesse intérieure et j'en suis très fière et heureuse ! Je peux même remercier ceux qui ont participé à ce jeu d'évolution spirituelle car, de quoi d'autre s'agit-il ?

Les événements de la vie sont comme une pièce de monnaie, il nous revient de choisir de regarder le côté pile ou le côté face ; autrement dit, ce qui compte, c'est comment nous choisissons de les vivre et au lieu de nous écrouler sous leur poids, de nous en servir comme tremplin pour progresser et transmuter…

Faire valser ses émotions

À quel moment devient-on con, stupide, aveugle ou sourd au point d'accepter de mener une existence pour laquelle on n'est pas fait, de jouer un rôle de composition, de simuler des sentiments, des émotions ?
Thierry Cohen[51].

À quel point t'accroches-tu à tes tristes émotions et à ton histoire personnelle ? Tu sais, tous tes souvenirs traumatiques de cette vie ou de « vies passées »[52] ? Serais-tu apte à faire valser tes émotions, à te choisir ici et maintenant, définitivement pour le meilleur ?

En Mars 2019, tout en exerçant le métier de professeur d'expression orale et écrite dans une école de design graphique, j'étais encore en pleine réflexion sur ce que j'allais faire de ma vie. C'était ma deuxième année, et je savais que cette profession ne me convenait pas non plus, car je détestais corriger des copies, autant que j'avais fini par détester corriger des bilans orthophoniques et rédiger des comptes-

---

[51] *Je n'étais qu'un fou*, Thierry Cohen, Editions 84, 2015.
[52] Je le mets entre guillemets car la Science nous oriente vers un Univers où tous les espace-temps coexistent, comme des expériences simultanées de l'âme. C'est bien ce qui nous permet de choisir l'espace-temps dans lequel nous voulons vivre pour « réécrire notre histoire ».

rendus. Pourtant, j'adorais transmettre ce sujet, surtout dans ce cadre artistique. Comme c'était un CDD, j'avais quelques droits au chômage et on m'a proposé une formation d'une semaine sur l'image professionnelle, tous frais payés, repas du midi compris. Tout semblait bien se passer, sauf que plus je devais me présenter dans cette posture, simuler des entretiens, etc., plus quelque chose devenait incohérent en moi.

J'ai obtenu ma carte Sacem en tant qu'auteur-compositeur-interprète depuis 1988 mais « évidemment », tout cela restait enfoui. Cela revenait aussi de temps en temps, comme une racine de bambou mal coupée. Quelques jours avant la formation, je m'étais remise à la composition, j'avais de nouveau capté des paroles et des mélodies et cela m'avait plu. Je dis bien « capté » car je ne passe jamais énormément de temps à écrire mes textes ni à travailler mes mélodies et pourtant, le résultat est agréable. Suivant mon inspiration, je m'étais même inscrite à un concours de chant qui aurait lieu en Juin, dans les Landes, joliment nommé *La voix de l'ange.*

Après quelques jours de formation, j'avais eu un entretien particulier avec la formatrice et j'avais osé lui en parler. Bien entendu, comme mes parents, comme la plupart des gens, elle m'a dit que c'était bien mais que, tout comme elle, je devrais garder mes talents artistiques pour les hobbies. Je n'ai pas été très surprise : j'entendais encore le même discours, celui que j'avais entendu toute ma vie, sauf de mes professeurs de chant ou d'autres artistes, et les personnes qui m'avaient entendue lors de certaines prestations, qui m'avaient encouragée, sans que je les écoute d'ailleurs. J'avais toujours eu tendance à écouter la voix de la raison, la voix de la peur et c'est pourquoi j'en étais encore là, à me poser tant de questions existentielles.

Ce jour-là, je n'ai rien argumenté mais je sentais quelque chose en moi qui luttait. J'ai continué à venir à la formation, car je devais aller jusqu'au bout pour qu'elle soit validée par Pôle Emploi. J'avais pris de sacrées mauvaises habitudes aussi : café et dessert tous les midis. Ce n'était que pour une semaine, après tout. Pourquoi ne pas en profiter ?

Mais ce qui devait arriver arriva. Entre mes émotions bloquées et mes petits excès, mon corps était devenu une cocotte-minute. L'avant-dernier jour de la formation, je me suis retrouvée à essuyer mes larmes à l'œil gauche toute la journée. J'avais à peine fermé l'œil de la nuit et j'avais également ressenti quelque chose de bizarre le matin même, au petit déjeuner, mais, prise par le temps et ce stress que j'avais accumulé, je n'avais pas perçu ce que c'était. Je me sentais très fatiguée mais comme j'ai tendance à aller jusqu'au bout dans les combats, comme un bon petit soldat, je luttais. Heureusement, l'un des participants a fini par me dire, une demi-heure seulement avant la fin de la journée, que quelque chose n'allait pas avec mes yeux et que je devais faire quelque chose. Pour écourter cette histoire que j'ai déjà racontée dans une vidéo[53], le lendemain, pour la première fois de ma vie, je me suis retrouvée en urgence dans une ambulance, avec 22 de tension ! Diagnostic : une paralysie faciale. Tout le côté gauche de mon visage était paralysé et je ne pourrais plus fermer l'œil de la nuit pendant une quinzaine de jours sans l'aide de sparadrap...

Pour moi, c'était tout de suite une évidence : mon corps m'envoyait un message. Ayant depuis longtemps cette aptitude à entendre les messages de mon corps, surtout les messages forts lorsque j'étais trop têtue, j'ai tout de suite réorienté mes actions vers ce qui me faisait plaisir à ce moment-là : chanter et jouer du piano, malgré ma paralysie, jour après jour. Me remettre doucement au sport pour faire baisser la tension et dynamiser mes fluides corporels. Faire mes stimulations musculaires faciales en douceur. Bien sûr, fini le café et le sucre en excès !

Je m'inspirais d'un chat ami qui, quelques semaines plus tôt, était revenu à la maison, complètement défiguré, la paupière pendante, et qui, au bout de seulement quelques semaines, s'était complètement réparé. Je sais que le hasard n'existe pas et je le remercie encore de m'avoir montré la voie peu de temps avant ma propre aventure. Je pouvais me visualiser sur scène recevoir mon premier prix en tant qu'auteur-compositeur-interprète. J'écoutais aussi des enregistrements

---

[53] Voir sur la chaîne Youtube Réussir en Beauté.

d'applaudissement de centaines de personnes. Je recevais aussi des encouragements de mes amis des réseaux sociaux. J'ai même reçu un produit assez cher de la marque Jeunesse pour m'aider à réparer mes télomères ! Je faisais tout ce qui était en mon possible pour faire couler en moi l'élixir de la joie, réparateur et régénérateur. Pour recouvrer ma pleine santé, je ressentais une faim, une soif, une détermination que j'avais peu ressentie dans ma vie morne et terne d'enfant et adulte obéissante.

Deux mois plus tard, j'étais sur scène avec toutes mes capacités expressives faciales et je chantais mes compositions devant un jury de professionnels et une centaine de personnes qui m'applaudissaient. J'ai reçu un second prix en tant qu'auteur-compositeur-interprète pour les deux chansons que j'avais travaillées pendant ma paralysie faciale. Le premier prix a été donné à un pianiste professionnel donc j'étais satisfaite. Pas mal n'est-ce pas ? De plus, en chantant cette chanson qui m'avait été donnée, « Une chanson douce », j'avais encore fait un énorme pas dans la réconciliation avec mon passé, notamment avec ma mère. Je sais d'expérience que la libération émotionnelle et la focalisation sur les émotions positives nous guident vers la réparation et la guérison.

Après ma vidéo de témoignage, des personnes m'ont rétorqué que la récupération était souvent spontanée dans le cas des paralysies faciales et que les médecins déconseillaient la stimulation électrique que j'ai faite aussi tôt que possible[54]. Ce à quoi je réponds que j'ai connu plusieurs patients atteints de cette maladie, qu'en tant qu'orthophoniste, je connais les limites de la rééducation et que j'ai reçu beaucoup trop de témoignages de personnes qui n'avaient pas récupéré et qui en souffraient encore. Je n'avais pas l'intention de laisser le hasard ou les autres choisir pour moi !

Oui, si tu veux changer tes résultats, tu peux choisir tes émotions, et tu peux choisir de te libérer des émotions négatives. La méthode Sedona[55] va encore plus loin, car elle nous invite aussi à lâcher prise des émotions dites positives, pour sortir de la dualité « négatif versus positif », et entrer dans un espace d'acceptation et de quiétude encore plus grand. Cependant, souvent, il ne suffit pas de le dire. Par exemple, dans les techniques d'acupuncture, acupressure ou tapping, il nous est expliqué que les émotions s'inscrivent dans nos cellules et qu'à un moment donné, il faut nettoyer ces mémoires cellulaires. Certaines émotions nous collent à la peau comme de la glu tenace. Tu vois de quoi je parle ?

Toutes les techniques de libération émotionnelle seront donc les bienvenues pour nous libérer et nous aider à nous rediriger vers les plus belles émotions et enfin trouver « la

---

[54] Recommandée par le Dr DALET, Encyclopédie des points qui guérissent : la santé au bout des doigts, 2017.
[55] *Sedona Method*, Hale Dwoskin, Sedona Press, 2015.

paix qui surpasse toute intelligence ». J'en citerai quelques-unes en vrac :

-l'art et l'art-thérapie sous toutes ses formes, du moment que l'individu exprime ses émotions pour les transcender (écriture, danse, dessin, peinture, théâtre, etc.). Comme je suis moi-même une artiste dans l'âme et également art-thérapeute, ces moyens d'expression ont toujours été mes préférés car ils combinent réflexion, prises de conscience et action.
-les techniques de relaxation
-les techniques énergétiques comme l'EFT (Emotional Freedom Technique) ou le TFT (Thougth Field Therapy)
-l'OEFT (Optimal Emotional Freedom Technique), la forme évoluée de l'EFT, enseignée par Gary Craig (www.emofree.fr). J'ai eu le grand privilège d'avoir une séance individuelle avec lui en Juillet 2021, pour libérer encore quelques émotions que j'avais déterrées. J'ai encore l'honneur de faire partie des membres du groupe de ce bel outil de transmutation.
-O'hoponopono
-la méthode Sedona
-les petits bonshommes allumettes
-les huiles essentielles
-les élixirs floraux
-le coaching
-la sophrologie
-la kinésiologie,

-les massages, …

Mon propos ici n'est pas de te faire un examen plus ou moins exhaustif de tous ces moyens thérapeutiques, mais puisque c'est mon enquête, je te parle de ceux que j'ai explorés ![56]

Si j'avais un petit conseil à te donner, je te dirais d'éviter les gens qui se positionnent en gourou. Privilégie une thérapie et par-dessus-tout, un thérapeute qui ne soit pas attaché à sa propre reconnaissance, qui respecte ton autonomie et le libre arbitre de ta conscience, qui reconnaisse que tu es maître de tes émotions et capable de les délier par toi-même, et que son travail n'est qu'un moyen de facilitation, comme une sage-femme aide à la naissance d'un enfant mais ne se substitue pas à sa mère. C'est là l'avantage des thérapies comme l'EFT, le TFT et l'OEFT, ce qui explique aussi l'engouement qu'elles suscitent dans le monde des thérapies récentes.

Et surtout, pra-ti-que ! Il y a beaucoup de personnes qui butinent de livre en livre, de thérapie en thérapie, mais qui ne passent pas assez de temps à intégrer les enseignements au niveau du corps et du cœur. On peut même arriver à s'enorgueillir d'avoir fait ceci ou cela, en oubliant le but premier de toutes ces démarches.

---

[56] J'en parle plus précisément dans mon livre « Libère ton esprit, libère ta vie » où je parle aussi de mon jeu de développement personnel 3 Your Mind®.

Après toutes les recherches, les actions et les erreurs que j'ai pu faire, il me semblerait aujourd'hui plus judicieux de s'intéresser à fond à une seule pratique bien menée, que d'accumuler les connaissances sans la pratique. Comme on le dit dans les arts martiaux, il vaut mieux connaître parfaitement un seul bon coup que **des** milliers imparfaitement, car alors, on peut être vraiment percutant si on utilise ce seul coup parfaitement.

Mais comme tu le vois, ce n'est pas du tout ce que j'ai fait. Devant un buffet si bien garni, il faut aussi se faire plaisir !

J'ai tout de même un conseil : commence par la respiration car c'est la base de la vie. Pose ce livre et commence tout de suite. La jeunesse, c'est vivre ici et maintenant.

Choisis dès que possible et autant que possible, en toutes circonstances, les émotions positives comme l'amour et la joie pour que ta vie reflète tes désirs profonds. Si tu n'y arrives pas à la seule force de la volonté et de la respiration consciente, nettoie tes émotions négatives par toutes sortes de moyens qui te rendent ton pouvoir personnel (art-thérapie, coaching, relaxation, EFT, TFT, OEFT, O'hoponopono, huiles essentielles, élixirs floraux, etc.). Détache-toi également des émotions positives pour entrer dans l'acceptation et le non-jugement. Tâche de devenir autonome aussi vite que possible. Lorsque tu es maître de tes émotions, tu es maître de ta vie.

Hermès et le luxe de la philosophie.

L'aspect extérieur du corps est semblable à un bel habit et la beauté sous toutes ses formes aussi bien dans l'Univers que chez l'Homme, constitue une facette de la Nature.

Franz Bardon[57].

Tout naturellement, comme nous sommes encore sur le sujet des émotions éminemment important, nous arrivons au concept de la *transmutation* qui a été véhiculé en secret depuis des millénaires par la philosophie d'Hermès Trismégiste, le trois fois grand. Attention, nous allons entrer dans le secret des Initiés !

Je fais ma crâneuse, mais lorsque j'ai été dirigée vers ce livre par un ami en 2014, je n'en menais pas bien large. Ma vie professionnelle était insatisfaisante, autant que ma vie amoureuse, sans compter les difficultés que j'avais avec mon fils. Je pleurais souvent, certains soirs, dès que je me savais seule. Je continuais mes pratiques spirituelles, comme la lecture de mes annales akashiques et je recevais des réponses, sous forme de pensées, de chanson ou de clairaudience, mais je ne

---

[57] *Le chemin de la véritable initiation alchimique*, Franz Bardon, Editions Moryason, 2002.

me confiais à personne. Très certainement, je demandais assez fort des solutions et mes ondes s'envolaient dans l'air, comme une bouteille à la mer. C'est à ce moment-là, lorsque l'élève est prêt, que le Maître peut arriver. Et Le Kybalion[58] est apparu dans ma vie. Il commence par cette phrase prometteuse :

« Les principes de la vérité sont au nombre de sept ; celui qui les connaît et qui les comprend possède la clef magique qui ouvrira toutes les Portes du Temple avant même de les toucher ».

Je ne vais certainement pas entrer dans les détails de cet enseignement car je ne les ai étudiés que par et pour moi-même jusqu'ici. Je t'ai donné les références du livre que tu pourras lire et étudier si tu veux plus de renseignements. Je vais tout de même en parler, car comme je te l'ai dit, ce livre fait partie des belles découvertes que j'ai faites, alors que je cherchais des réponses à mes difficultés du moment. Il m'a aidée à structurer et à conforter ce que je pratiquais déjà plus ou moins consciemment mais très maladroitement.

---

[58] Hermès Trimégiste était connu dans l'ancienne Egypte comme un grand Sage et était nommé « Le Grand des Grands » ou « Le Maître des Maîtres ». Ses enseignements, longtemps divulgués uniquement dans les Sociétés secrètes aux Initiés, sont recueillis dans *Le Kybalion,* Trois Initiés, H.Durville, 1917.

C'est grâce à ces enseignements que j'ai véritablement compris qu'avant toute chose, je devais devenir maître de mes pensées et de mes émotions. C'est le cas pour tout le monde mais c'est encore plus vrai pour les hypersensibles. C'est aussi à partir de là qu'est née mon idée du jeu *3 Your Mind*[59] car je voulais créer un outil pour ancrer cet apprentissage.

Ci-dessous, je t'explique ce que j'ai compris des sept principes hermétiques.

Le meilleur mentaliste de l'Univers

L'Univers est mental

Le mentalisme stipule que toute la création s'est faite à partir du mental. De nos jours, on parle du pouvoir de la pensée et de la visualisation comme de vrais actes de création délibérée, notamment dans les sessions de coaching (loi d'attraction, PNL, etc.). De nombreux enseignants de toutes les époques l'ont dit et répété sous plusieurs formes : Jésus, Bouddha, Wallace D. Wattles, Emerson, Napoleon Hill, et j'en passe !

---

[59] Prononcer « free your mind », libère ton esprit en français.

J'ai passé presque toute ma vie dans l'ignorance de ces principes. Pourtant, ils étaient là et agissaient, tout comme l'électricité avant qu'on ne la « découvre ». Fort heureusement, bien au-delà de considérations religieuses, j'ai toujours aimé ce verset biblique, auquel je me réfère depuis mon enfance : « Au reste, frères, que tout ce qui est vrai, tout ce qui est honorable, tout ce qui est juste, tout ce qui est pur, tout ce qui est aimable, tout ce qui mérite l'approbation, ce qui est vertueux et digne de louange, soit l'objet de vos pensées »[60].

Quel merveilleux conseil, n'est-ce pas, si l'on considère que l'Univers est mental ? Autrement dit, si tu veux récolter des roses, plante des roses !

La correspondance sens dessus dessous

Ce qui est en Haut est comme Ce qui est en Bas ; Ce qui est en Bas est comme Ce qui est en Haut.

La correspondance implique que les mêmes lois s'appliquent aux différents plans de vie qui sont dans l'Univers. C'est ce même principe qui est avancé dans les théories de la physique quantique, qui extrapole les conclusions des

---

[60] Philippiens 4 : 8, La Bible, Editions Louis Second.

expériences faites avec des particules et des ondes qui sont les composants de la matière, pour expliquer les phénomènes activés à plus grande échelle. Autrement dit, le comportement des particules reflète le comportement de la matière qu'elles composent. Et nous sommes composés de ces particules, ce qui peut complètement bouleverser tous nos codes de croyance[61].

La vibration dans tous ses états

Rien ne repose ; tout remue ; tout vibre.

C'est ce phénomène qui est expliqué dans la Science moderne et qui a déterminé de nombreuses avancées technologiques comme le téléphone, le fax et l'internet. Mais on le retrouve également dans les médecines quantiques ou énergétiques qui traitent la matière (le corps) et nos formes pensées comme de l'énergie. Si nous apprenons à maîtriser les vibrations, nous sommes à même de maîtriser la matière.

---

[61] Selon Gregg Braden, dans son ouvrage *La guérison spontanée des croyances*, Ed. Ariane, 2009.

La polarité des désirs

Toute chose possède des pôles.

La *polarité* nous rappelle que nous avons le choix de nous positionner dans la polarité désirée, ce qui s'appelle la transmutation mentale. Il ne s'agit pas de nier la réalité mais de la transformer, de la transmuter en utilisant des forces supérieures.

Le rythme et la cadence

Si vous avez été la créature de vos états d'esprit, de vos sentiments et de vos émotions dans le passé, vous pouvez changer cela et devenir maître de vous-même. Si vous vous arrêtez et que vous vouliez réfléchir un instant, vous comprendrez à quel point ces oscillations rythmiques vous ont affecté pendant votre vie.

Le Kybalion, Le Principe de rythme.

Le rythme se manifeste toujours entre deux pôles dans un mouvement de basculement, comme la respiration oscille entre l'inspiration et l'expiration ou comme le jour succède à la nuit et inversement. Concernant nos états mentaux et nos sentiments, nous sommes invités à nous polariser grâce à la loi de la neutralisation, pour éviter ces basculements (ex.

tristesse-joie-tristesse-joie, etc.), rester sur les pôles positifs par un effort conscient et de ce fait, atteindre l'état de maîtrise.

Les faits et la cause des effets

Toutes nos pensées et nos paroles, bonnes ou mauvaises, reviennent à nous aussi sûrement que nous les avons émises. Ce retour est le Jour du Jugement dont parle votre Bible. « Chaque jour leur sera un jour de jugement. » Le jugement sera bon ou mauvais selon que la pensée ou la parole émise aura été bonne ou mauvaise. Toute idée (pensée ou exprimée) devient une graine. Cette graine d'idée est émise, plantée dans l'âme (maintenue dans la pensée) et devient une conception qui se manifestera ultérieurement sous forme physique. Les idées de perfection produisent la perfection. Les idées d'imperfection produisent l'imperfection.

La vie des Maîtres, B. T. Spalding.

« Toute cause a son effet ; tout effet a sa cause ; tout arrive conformément à la Loi ; le hasard n'est qu'un nom donné à la Loi méconnue ; il y a de nombreux niveaux de causalité, mais rien n'échappe à la Loi. »

Ce principe nous rappelle que tout événement provient d'une cause ou plus précisément d'un ensemble de causes sous-jacentes. Le hasard n'existe pas. Nous sommes invités à devenir la Cause et non le « causé », à créer consciemment et à ne plus subir les effets de causes extérieures à nous mais au contraire, à diriger notre vie.

Le genre et ses principes

Il y a un genre à toutes choses ; tout a ses principes masculin et féminin ; le Genre se manifeste sur tous les plans.

Le genre réunit les principes du Féminin et du Masculin, de la création et de l'action ou encore du subconscient ou du conscient, du Moi et du Je. Dans toute manifestation, il y a apport de ces deux principes. On dit, par exemple, que dans tout homme ou femme, existent des aspects féminins et masculins plus ou moins prononcés. Certains utilisent le principe du genre pour avoir une influence sur l'autre (hypnose, suggestion mentale, etc.) en utilisant consciemment leur qualité masculine consciente et active pour influencer le subconscient de l'autre. Selon l'intention de la personne, cette dernière pratique peut être plus ou moins préjudiciable, mais dans une utilisation de développement personnel, nous pouvons en faire de même, et utiliser consciemment notre volonté pour changer et transformer notre propre subconscient, par l'auto-suggestion. C'est ce que Charles Haanel explique très bien dans *La clé de la maîtrise*[62].

En cherchant à maîtriser ces principes, nous devons déterminer dans notre vie ce qui relève du Masculin et du Féminin et prendre les commandes de nos pensées, ce qui nous permettra de contrôler notre vie, d'avoir de l'influence sur le monde environnant, mais aussi de discerner l'influence que peut avoir le monde environnant sur nous et éventuellement y remédier.

Que penses-tu de ces Principes ? Je les trouve très justes, surtout quand j'observe ma propre vie et celles des célébrités, considérant les échecs et les succès. Ce sont des enseignements dits ésotériques qui ont été gardés secrets pendant des siècles ! Si tu as bien lu et tout compris, oui, tu peux choisir délibérément (oui, je sais, c'est un pléonasme mais je l'emploie pour renforcer l'idée) les émotions que tu veux, et ainsi tu peux choisir tes vibrations et donc *tout* ce qui t'arrive dans la vie... comme choisir la jeunesse !

Tout dépend de la force de notre mental et de nos croyances. Je ferais mieux de dire, de notre niveau de connaissance de nous-même. Dans ce domaine, en voyant mes résultats actuels, je sais bien que j'ai encore quelques croyances à débusquer, comme la ménagère nettoierait ses vitres pour

---

[62] *La clé de la maîtrise*, Charles Haanel, Editions Le Dauphin Blanc, 2007.

faire entrer plus de lumière. Te souviens-tu de ce que disait Nicolas Boileau ? Effacer, effacer...

Pour revenir aux principes hermétiques, si tu as compris que nous sommes des êtres vibratoires et que nous pouvons améliorer notre qualité vibratoire, la seule façon de le faire est de mettre en pratique la *Polarité* et de *choisir volontairement*[63] de nous positionner sur les polarités les plus hautes, qui émettent les fréquences ou vibrations les plus hautes (joie, contentement, gratitude, etc.). Reporte-toi à l'échelle des émotions mais je pense que tout le monde a une petite idée de ce qu'est une belle émotion...

Le défi est de nettoyer toutes les émotions négatives qui peuvent apparaître. Et comment le faire, me diras-tu ? Si l'on en croit Hermès Trismégiste, il *suffit* de se polariser encore et toujours sur les émotions que l'on désire ! Je t'entends déjà maugréer : « Parle pour toi, ce n'est pas si simple ! ». Tu as raison, apparemment, ce n'est pas si simple pour tout le monde, et j'ai déjà raconté combien cela n'avait pas toujours été simple pour moi qui te parle ! Je pense surtout que nous avons pris de très mauvaises habitudes. Cela me fait penser à Nemo, dans le film Matrix, lorsque Morpheus lui a demandé de sauter dans le vide pour la première fois. Ses croyances

---

[63] Encore un pléonasme !

limitantes bien ancrées l'empêchaient de réussir à faire ce saut de géant.

À commencer par moi-même, j'écris ce livre pour essayer de changer notre mentalité et nos croyances au sujet de la santé et de la jeunesse, pour transformer la cause et obtenir d'autres effets. Lorsque nous voyons l'état de santé du monde et de ses habitants, je pense que ce n'est pas une pensée de trop !

Voilà, je t'ai dit tout ce que je savais sur la force des émotions. Tu peux commencer à mettre tout cela en pratique et tu en verras rapidement les effets dans ta vie et sur ton corps !

Les émotions dirigent tous les aspects de ta précieuse vie. Tu as le choix de tes émotions. En tant que jardinier de ta vie, c'est toi qui décides de l'aspect de ton jardin. Cultive ton jardin émotionnel selon tes envies et apprécie d'être en vie. Pourquoi ne choisirais-tu pas la joie, la passion, l'enthousiasme, l'amour, la compassion, la gratitude et la félicité ? Et si jamais tu découvrais sur ton chemin quelques émotions qui ne correspondent pas ou plus à tes choix, prends soin de les nettoyer, de les bichonner, afin que le jardin de ta vie ne donne que ses plus beaux fruits et ses plus belles fleurs.

Chapitre 2

L'entretien du véhicule

Je te loue de ce que je suis une créature si merveilleuse. Tes œuvres sont admirables, Et mon âme le reconnaît bien.

Psaumes 139 :14, La Bible, Editions Louis Second.

Du chocolat à la lumière

Fais du bien à ton corps pour que ton âme ait envie d'y rester.

Proverbe indien.

Bien sûr qu'on prend soin du corps qui est notre seul moyen de vivre ici-bas ! Tu aimerais avoir un véhicule encrassé et en panne si tu voulais voyager ? Par contre, tout le monde a déjà admiré des voitures anciennes très bien entretenues qui sont « comme neuves » !

À la fin de ce chapitre, je résumerai tous les ingrédients qui facilitent la santé, que je n'ai pas inventés, qui ont déjà été listés depuis des lustres, que la plupart des gens connaissent mais ne pratiquent pas toujours, loin de là ! Maintenant, tu sais que c'est sans doute lié à un dysfonctionnement émotionnel et/ou mental car tout commence par là.

Je ne vais pas te faire un cours de nutrition ou d'activités physiques parce que je ne suis pas une spécialiste de la question. Nous sommes dans mon enquête très personnelle, donc je vais seulement te dire ce que je pratique et ce qui a pu influencer *mon* résultat.

Prends ta tasse de chocolat, car j'ai beaucoup de choses à te raconter !

Depuis mon adolescence, j'ai toujours fait attention à mon alimentation et je gardais précieusement en tête le psaume que j'ai cité au début de ce chapitre. Je savais que j'étais une créature merveilleuse, et cette vérité m'a beaucoup aidée dans les difficultés.

Mais mon immaturité psychologique et spirituelle aidant, mes comportements n'étaient peut-être pas toujours très sains...

Avant, il y a très longtemps, je faisais plein de régimes, comme beaucoup de jeunes filles et de femmes actuellement. J'étais même anorexique-boulimique, puisque j'arrivais à manger plein de biscuits et d'autres trucs sucrés, pour ensuite prendre des doses de plus en plus fortes de laxatifs. Jusqu'au jour où j'ai pris une tisane (quatre paquets au lieu d'un seul conseillé pour mon infusion). Je savais que je ne devais pas le faire, mais je l'ai quand même fait, parce que c'était maladif, comme une obsession ; j'avais besoin de me vider et c'est là tout le problème dans cette maladie mentale[64]. Peu de temps après avoir bu cette tisane, je me suis trouvé mal, je suis tombée par terre et j'ai perdu... la vue ! J'étais horriblement effrayée ! J'avais les yeux ouverts et je ne voyais plus rien, j'étais dans le noir complet... Je ressentais des frissons, j'avais des sueurs froides et j'étais angoissée à l'idée de ne plus jamais revoir... Moi qui n'avais que vingt ans, qui aimais lire, dessiner et peindre, observer la nature et tant d'autres merveilleuses choses qu'on peut faire avec les yeux !

J'étais comme quelqu'un qui va mourir et qui voit dérouler sa vie. Je me voyais malmener mon corps, lutter pour qu'il soit mince, me gaver de nourriture puis me gaver de laxatifs, en une danse incessante, inutile et cruelle que je ne comprenais pas moi-même...

J'étais allongée par terre en attendant que ça passe, avec l'espoir que mon corps, cette merveille de technologie électro neurobiochimique offerte à la naissance, m'aiderait une fois de plus. Et en effet, peu à peu, mon système s'est rétabli et ma vue est revenue. Quelle joie de revoir ce corps que je détestais tant ! En y repensant, j'en ai encore les larmes aux yeux...

---

[64] Je raconterai un peu plus mes déboires dans un autre livre, promis !

Ce jour-là, j'ai pris la ferme résolution de ne plus prendre de laxatifs ni pour maigrir ni pour quoi que ce soit d'autre. Jusqu'à ce jour, j'ai tenu ma parole.

Si je devais lutter contre la constipation et l'excès de poids[65], j'allais le faire autrement, de façon naturelle, en buvant plus d'eau, en mangeant des légumes et des fruits, en mâchant correctement ma nourriture. De nos jours plus que jamais, tout le monde a accès aux connaissances sur comment bien se nourrir, donc ce n'était pas si difficile. En outre, nous avons, je le crois, en chacun de nous, l'intuition de ce qui est bon. J'ai ainsi pu me rééduquer peu à peu, grâce à cet épisode très angoissant...

Et petit à petit, jusqu'à aujourd'hui, j'ai appris à écouter mon corps sans trop écouter les dires des uns et des autres, en buvant lorsqu'il me le demandait, en mangeant lorsqu'il le fallait, en jeûnant lorsqu'il me le demandait, sans faire trop d'excès... J'ai toujours trouvé désagréable de sentir mon estomac trop plein et de passer des heures interminables à table à me gaver de choses dont on n'apprécie plus le goût !

Une fois, j'ai suivi une cure de nettoyage du côlon mais j'ai trouvé la pratique du lavement un peu agressive. Je te passe les détails... Parfois, il est bon de le faire, mais je choisis préférentiellement les méthodes douces qui respectent l'individu et nettoient en douceur, autrement dit, la pratique du

---

[65] Je faisais alors du 36-38... Pour mon ossature lourde chargée de muscles et mon mètre 60, c'était très bien.

nettoyage au quotidien, en buvant de l'eau[66], du jus, en mangeant sain et léger, et aussi en jeûnant si nécessaire, si je ressens que le corps le réclame.

Bien sûr, cela n'a pas été sans mal pour arriver à être satisfaite des changements de mon corps et de mon aspect physique. Cependant, mon corps me disait exactement où j'en étais et ces modifications pas toujours agréables m'ont permis de savoir dans quel état d'esprit je me trouvais et si je devais soigner mon esprit et mon âme.

Après mon divorce par exemple, j'ai connu une période où j'ai beaucoup grossi (environ 10 kgs, pour une petite femme d'1,60 comme moi, je suis allée jusqu'au 42 en pantalon ; ça commence à faire lourd !) sans m'en rendre trop compte car les pantalons sont souvent élastiques maintenant et aussi parce que je prends les kilos assez harmonieusement sur tout le corps. Cela n'avait pas l'air de gêner les hommes que je croisais et mes amis de l'époque ont préféré ne rien dire à ce sujet (et je les en remercie, j'avais déjà fort à faire avec mes propres émotions et les remarques de mon fils !).

J'aimais manger du chocolat le soir et prendre un petit verre de Baileys de temps en temps. J'adorais ça ! Heureusement, mon fils était là et il me reprochait de boire de l'alcool, alors que je trouvais ça normal. Quoi ? Un petit verre de rien du tout, une lichette, ce n'était rien et je n'étais pas une

---

[66] Je prends aussi, tous les matins, de l'eau tiède à jeun, pour nettoyer mes conduits. Parfois, j'ajoute du jus de citron ou du vinaigre de cidre (pour la décalcification de la glande pinéale).

alcoolique ! Pourtant, je crois que j'étais sans le savoir sur la pente glissante...

Il me disait aussi que j'avais de trop grosses cuisses et d'autres choses de ce genre-là... Sur le moment, ça peut faire mal, mais je le remercie infiniment d'avoir été là, parce que ce sont ses observations qui m'ont fait prendre conscience du chemin que je prenais.

Parfois, il est bon de regarder quelques photos aussi... Rien à faire, les kilos en trop, ça m'enlaidit et ça me vieillit !

Mais comme je te l'ai dit précédemment, je ne me faisais pas violence, je respectais là où j'en étais tout en travaillant à évoluer mentalement, tout en réparant mes douleurs. Et les choses sont rentrées dans l'ordre, petit à petit, en douceur et avec beaucoup d'amour.

Actuellement, mon régime alimentaire est à tendance végétarienne, sans aucune rigidité toutefois, et pour l'instant, je n'ai pas choisi le régime végétalien[67]. Je n'ai jamais été très gourmande de viande (surtout la viande rouge car j'aimais bien la volaille, notamment les coquelets bien dorés et croustillants grâce à la sauce soja sucrée...) tout simplement parce que je n'aimais pas la faire cuire ; je n'ai jamais été adepte de charcuterie non plus. Alors, un jour, par un concours de circonstances et encore grâce à mon fils qui m'interpellait sans

---

[67] Etre végétalien implique de ne manger aucun aliment qui aurait de près ou de loin à voir avec les animaux, comme le lait ou les œufs, alors que j'aime encore les gâteaux « normaux » aux œufs ! Quand je serai prête, je trouverai sans doute des recettes qui donnent un onctueux équivalent.

cesse sur la viande et même le poisson (il répétait sans cesse : On ne peut pas manger quelque chose qui a des yeux ! ») cela s'est fait. À l'heure actuelle, après avoir mangé encore de temps en temps des fruits de mer (des crevettes surtout) et du poisson, je les ai également enlevés de mon régime. Ce qui ne signifie pas que si l'occasion s'y prête (une invitation, un cadeau inattendu), je puisse manger ce que l'on me donne avec amour.

Je prends aussi très régulièrement pour ne pas dire tous les jours, depuis l'époque de mes études d'orthophonie où j'avais déjà choisi d'étudier la prévention des troubles intellectuels de la vieillesse, des compléments alimentaires comme la levure de bière ou le germe de blé... J'avais à cette occasion étudié tous les paramètres qui prévenaient le vieillissement. Je présuppose que cela fait partie de mes croyances et qu'il se pourrait qu'on n'ait pas besoin de tous ces compléments alimentaires non plus.

Même les petits apéritifs alcoolisés ne me tentent plus alors que j'adorais ça ! Je ne bois plus d'alcool depuis des années. J'avais arrêté d'en boire, même un peu, tout simplement parce que je n'aimais pas ça, surtout le vin et particulièrement le vin blanc qui me donnait mal à la tête. Mais en 2012, après une longue abstinence, j'ai eu envie de boire à nouveau du vin blanc sucré, de ceux qu'on boit avec le foie gras. Je me rappelais que c'était bon mais ce jour-là j'ai compris que je ne devais plus en boire du tout ; plus jamais.

En effet, après le repas où je n'avais bu qu'un fond de verre, j'ai eu une très forte envie de dormir et je suis allée faire la sieste pour faire passer le malaise, car ce n'était pas une sensation de sommeil agréable, mais plutôt une lourdeur. Je me sentais vaseuse... Puis, après un peu de repos, comme je l'avais prévu, je suis allée au cinéma avec mon fils en début d'après-midi. D'abord, j'ai eu beaucoup de mal à acheter mes tickets à la borne automatique. Tout cela me semblait bien compliqué, j'ai dû m'y reprendre à plusieurs fois. Mon fils me regardait faire avec un malaise grandissant, car d'autres attendaient leur tour. J'ai fini par y arriver, et nous sommes entrés dans la salle. Mais pendant que nous regardions les publicités, qui bizarrement ne correspondaient pas au film visé comme ils le font habituellement, et surtout au moment où le film a commencé, je me suis rendu compte que je m'étais trompée de salle de cinéma, alors que je n'avais jamais fait cela de ma vie ! Mon fils n'était pas du tout content ! Heureusement, tout cela s'est bien terminé et nous avons beaucoup aimé le film « surprise » ![68]

Tout cela pour te dire que lorsqu'on reprend une substance qu'on n'absorbait plus, on peut encore mieux en voir les effets. Les habitudes sont très pernicieuses car elles nous

---

[68] Mon fils voulait voir un film avec Johnny Depp (*Dark Shadows*, une histoire de sorcière et de vampire...) et nous nous sommes retrouvés à voir *Le prénom* avec Patrick Bruel (film réalisé par Matthieu Delaporte et Alexandre de la Patelière, 2012) ! Nous ne sommes jamais allés voir *Dark Shadows* et nous avons convenu par la suite que nous avions gagné au change ! Comme quoi, tout arrive pour une bonne raison !

enlèvent peu à peu nos capacités de discernement. Tu pourrais essayer pour voir, c'est souvent très éducatif. Et là, c'était tout à fait clair pour moi : perte des repères, somnolence, manque de clarté intellectuelle, manque de présence à soi et au monde environnant. J'ai aussi pris conscience que j'avais eu de la chance d'être arrivée sans encombre au cinéma ! Pas étonnant que l'alcool soit une cause importante d'accidents de la route !

Pour résumer, concernant la nourriture, prends soin de toi, écoute ce que te dit ton corps, écoute ta soif, ta faim ou ta satiété. Ingère des aliments sains car ton corps est aussi fait de ce que tu manges et bois. Respecte tes ressentis et sois très au fait de tes émotions et de tes comportements alimentaires, ainsi que du lien entre les deux. En respectant ainsi ton corps, tu lui donneras le meilleur de toi-même et en retour, il te donnera le meilleur de ce qu'il peut te donner.

Et surtout, pourquoi ferais-tu tout cela ? Eh bien, parce que tu te respectes comme la créature merveilleuse que tu es, et plus tu en as conscience, plus tu te donnes de l'amour, encore et toujours.

Pour la petite histoire, quand j'ai entendu parler de personnes qui se nourrissaient de lumière, en lien direct avec la lumière du soleil et le prâna (*souffle vital* en sanskrit), comme le font les plantes, j'ai adoré cette idée[69] !

Comme je cherche toujours à évoluer, c'est une idée qui m'a semblé très attirante. Plus besoin de faire les courses et de préparer à manger ! À moi la liberté ! C'est pourquoi j'ai rajouté à mon régime alimentaire des doses régulières de soleil, aussi souvent que possible. Mon corps et ma peau adorent ça et je mange moins en quantité (mais je bois toujours de l'eau et des jus)[70] ! C'est vraiment, vraiment bon ! Et si tu entends les gens te dire que cela donne le cancer, que le soleil est mauvais pour la peau, etc., sois raisonnable bien sûr, mais écoute encore et toujours ton cœur et ton intuition ; renseigne-toi sur le « sun gazing »[71] (exposition et observation du soleil) et lis donc la suite de ce chapitre ainsi que le chapitre 5 sur les données scientifiques !

Puis l'idée du respirianisme a fait son chemin. Petit à petit, lorsque j'allais au travail, entre 2016 et 2017, j'ai commencé à ne manger qu'une fois par jour, le soir, pour maintenir un lien social avec mon fils. C'était un gain de temps très appréciable pour moi, le matin et le midi. Cela ne m'empêchait pas de grignoter des galettes de céréales (riz ou maïs) de

---

[69] Voir le film-documentaire *Lumière*, de Peter-Arthur Straubinger (2010).

[71] Voir les instructions de Hira Ratan Manek (Solar Healing - The Sun Gazing Process).

temps en temps, pour la gourmandise, car je ne me sentais obligée à rien.

Pour l'instant, j'ai recommencé à manger plus souvent dans la journée car j'avoue que j'ai encore trop de plaisir à manger et boire pour tout abandonner ! Tu sais ce que j'adore manger en ce moment ? Le mélange mâche-roquette, les pommes de terre à l'eau, les smoothies aux fruits rouges et aux fruits tropicaux, les framboises, les mangues quand j'en trouve des bonnes, les graines et les noix (cajou, amandes, etc.), le plus souvent des choses simples et très peu cuisinées, sans toutefois adopter complètement le crudivorisme ; et encore et toujours le chocolat noir, très noir, jusqu'à nouvel ordre...

Concernant le respirianisme, je découvre à peine le plaisir d'être pleinement dans mon corps physique, alors ne précipitons rien ! Tout vient à point à qui sait attendre et j'ai *toute la vie* devant moi ! Si tu observes la nature, quand tout va bien, tout se fait toujours de façon plutôt douce et naturelle. Et « Petit à petit, l'oiseau fait son nid ».

Pour terminer sur les soins du corps, je n'ai pas parlé du vieillissement de la voix, lié à plusieurs déséquilibres, ni des addictions comme celles liées au tabac ou à d'autres plantes qui se fument, tout simplement parce que je n'ai jamais fumé. Je te laisse réfléchir à ce qui est bon pour ton corps et ton esprit, et surtout aux raisons profondes des addictions que tu pourrais avoir. Un indice : lorsqu'on n'a plus *besoin* de compensation, on ne compense plus.

Tu es une créature merveilleuse. Tu prends automatiquement soin de ton corps lorsque tu t'aimes suffisamment. Écoute ton corps et prends soin de lui en lui donnant de la nourriture saine et équilibrée (liquide et solide); pense aussi à te nourrir de lumière. Tu es une belle plante !

Du concessionnaire au garage, en passant par les produits d'entretien

L'homme doit harmoniser l'esprit et le corps.

Hippocrate[72].

Comme tout ce que je dis dans ce livre, qui n'est qu'une enquête et un témoignage de ce que j'ai pu expérimenter, je ne te dirai pas de ne plus prendre de médicaments ni de ne pas te faire opérer, car je ne connais ni tes besoins ni tes problèmes personnels. Comme toujours, ce sera à toi de juger de ce qui te convient et de ce qui est bon pour toi. Je te raconte

---

[72] Médecin grec du siècle de Périclès, mais aussi philosophe, considéré traditionnellement comme le « père de la médecine ». https://fr.wikipedia.org.

seulement mes découvertes et je te donne mon avis, mais je ne prends pas la responsabilité de tes choix au sujet de ta santé ! J'ai déjà fort à faire avec la mienne !

Comme la plupart des gens, j'ai grandi dans une famille où l'on prenait des médicaments quand on était malade. Nous avions l'habitude de prendre des purges et des laxatifs que nos parents nous donnaient régulièrement. Je me rappelle cette poudre blanche qui avait bon goût, mélangée à de l'eau, mais aussi des cuillerées d'une boisson bizarre au sang de cheval ou une autre à l'huile de foie de morue que l'on avait peine à avaler… On buvait souvent des tisanes à base de plantes sauvages. Je prenais aussi de l'aspirine et des comprimés que je suçais quand j'avais mal à la gorge. Mes parents prenaient bien soin de notre corps, dans la mesure de leurs connaissances de l'époque.

J'ai aussi reçu les vaccins obligatoires et accessoires, sans bien comprendre ce qu'on me faisait. Je savais vaguement que c'était pour éviter des maladies. Mais j'ai eu la rougeole et les oreillons, sans doute parce qu'on ne m'avait pas vaccinée contre ces maladies, je ne sais pas. Peut-être même que j'ai eu de la chance de ne pas avoir été vaccinée et de les avoir eues, qui sait ?

Ce que je sais maintenant plus que jamais, c'est qu'il vaut mieux se renseigner avant d'ingurgiter ou de se faire injecter des substances, quelles qu'elles soient, dans notre sang ! Comme tu auras pu le lire lors du témoignage d'Ariana, lorsque tu signes une décharge, tu deviens officiellement pleinement responsable de tes choix, notamment en cas de problèmes.

Tu as vu tout-à-l'heure qu'en grandissant, j'avais gardé l'habitude de prendre des tisanes... On dit souvent que c'est sans danger, parce que c'est à base de plantes, mais il ne faut pas oublier que les plantes ou les dosages de plantes peuvent devenir des poisons dangereux voire mortels ! Par exemple, Socrate s'est suicidé avec de la ciguë ! Les plantes ont en effet souvent un pouvoir curatif, mais il faut savoir les doser, même si a priori, elles paraissent moins nocives que les médicaments artificiels. Comme le dit l'adage : « L'excès en tout nuit » !

J'ai passé une bonne partie de ma vie à prendre de l'aspirine de temps en temps. Plus tard, dans la trentaine, j'ai eu des maux de dos à répétition, avec des lombalgies et des sciatiques très douloureuses que les médecins traitaient avec des médicaments. Cependant, à ce moment-là, j'avais conscience que ce n'était pas normal et qu'il devait y avoir une autre solution, sans pour autant la connaître.

Ma première grosse prise de conscience a été quand mes tensions ont connu leur paroxysme et que j'ai été obligée de rester à quatre pattes pendant trois jours, tellement les muscles de mon dos étaient contractés. J'avais environ 32 ans.

J'ai dû prendre des anti-inflammatoires et des décontractants, puis passer par la kinésithérapie traditionnelle. Mais quand le praticien m'a mise dans un box avec un truc chaud sur le dos, qui était censé me soulager, j'ai su que ce n'était pas du tout ma voie et que si je continuais comme ça, j'allais, comme les médecins me l'avaient gentiment prédit, devoir un jour me faire opérer d'une hernie discale... Je ne suis pas retournée chez ce kinésithérapeute plus de deux fois, car je savais au fond de moi que la guérison passerait par des changements profonds dans ma personne, mais lesquels ?

Je suis également allée chez un ostéopathe qui m'a fait craquer le dos, très satisfait de son effet, mais là encore, j'ai ressenti que c'était trop violent pour mon corps. Depuis, je sais que ces manœuvres, faites dans ces conditions, c'est-à-dire, sans tenir compte des causes profondes, ne font qu'abîmer les vertèbres, surtout si elles sont répétées.

Alors que faire ?

Par chance[73], depuis mes études en Orthophonie, dans les années 80, j'avais acheté un livre sur les médecines douces, un hors-série de la Sélection du Reader's Digest, qui attendait sagement que je le consulte pour mon dos. C'est là que j'ai trouvé ma solution : la kiné Mézières, très peu connue

---

[73] On garde l'expression mais on sait que le hasard n'existe pas, que la vie est une orchestration savante, pleine de synchronicités plus ou moins malheureuses si on n'en maîtrise pas les mécanismes.

en France, et encore moins à l'époque. J'ai pu, grâce aux indications du livre, téléphoner à Paris et trouver une spécialiste tout près de chez moi ! J'ai senti qu'elle était blasée, car après m'avoir donné les exercices à faire, elle passait son temps à téléphoner pendant les séances, et elle m'a demandé de garder les radios pour une prochaine fois... Mais elle ne me connaissait pas, elle ne savait pas que j'avais décidé que cela ne m'arriverait plus jamais !

J'ai fait tout ce qu'elle m'a conseillé, et je le refaisais chez moi, jusqu'à ce que je constate que mon corps avait changé, que les durs « boudins » que j'avais dans le dos avaient disparu et que je n'avais plus mal ! C'était mécanique, mais c'était surtout mental. J'apprenais à me détendre, à souffler, à m'étirer, à décontracter mon corps. Je me réappropriais ma santé et ma liberté de mouvement. Je n'ai fait que 10 séances avec elle et depuis, je n'y suis plus jamais retournée, car je sais ce que je dois faire en cas de tensions. Je souffle et je m'étire. Dans mes pratiques de relaxation, j'ai appelé cela le « défroissage du corps ».

Quand j'ai eu fini, j'ai alors décidé de me mettre au yoga pour poursuivre le travail au quotidien. J'ai commencé avec une cassette (il n'y avait pas encore de DVD à l'époque...) car je savais que je devais pratiquer tous les jours, et pas seulement de temps en temps dans un cours de yoga.

Il me restait néanmoins quelque chose qui coinçait dans le dos, je sentais un os qui n'était pas à sa place et je ne savais comment me débarrasser de cette douleur sourde. J'ai fini par m'inscrire à un cours de yoga, et je continuais de pratiquer des exercices de torsion à la maison, dans mon lit, constamment et patiemment, car je sentais que c'était ce que je devais faire. Un jour, à mon grand soulagement, j'ai entendu un léger crac salutaire : l'os s'était remis en place car l'équilibre des muscles le permettait ! Hourra !

Depuis cette période, sauf cas extrême, je me soigne moi-même, en écoutant mon corps, avec quelques mouvements d'étirement tous les jours, de la relaxation et l'écoute de mes intuitions et émotions. En ce moment, j'adore faire de la corde à sauter, avec ou sans corde ! Finalement, il ne faut que très peu de place pour sauter à pieds joints et en faisant ce mouvement, sans compter tous les effets pour la santé, je me sens comme une petite fille ! Sauter à pieds joints, c'est l'une des expressions de joie les plus courantes et cela me remplit de bonnes hormones régénératrices. Simple et merveilleux, n'est-ce pas ?

J'ai aussi découvert la relaxation des yeux à l'âge de 42 ans, alors que je commençais à souffrir de presbytie. Je vois bien que selon mon état du moment, ma vue est fluctuante. Depuis cette découverte, très régulièrement, j'ai pratiqué mes exercices et pendant longtemps, je suis arrivée à éviter les lunettes. Depuis ma paralysie faciale, alors que j'ai partagé quelques exercices efficaces sur ma chaîne (peu avant l'épisode...), j'ai perdu en acuité visuelle mais, toujours grâce à quelques pratiques, je réussis à me maintenir à 2 dioptries de correction, en attendant que je puisse me consacrer pleinement à ma complète réhabilitation. J'ai encore la foi !

Mais comme toujours, on peut prendre les problèmes sous plusieurs angles. La rééducation et les exercices ont prouvé leur efficacité, mais il y a d'autres approches plus spirituelles. Généralement, ce sont celles qui m'intéressent car elles vont au cœur du problème à traiter, en s'intéressant aux causes dans le monde spirituel. Florence Scovel Shinn, une autre auteure des années 20, qui a inspiré la très célèbre Louise Hay, attribue les problèmes de vue à la « peur, la suspicion, la vision des obstacles, l'appréhension d'événements malheureux, le fait de vivre dans le passé ou dans le futur au lieu de vivre dans le présent... »[74]

Si l'on en croit ces mots, j'ai encore quelques réglages à faire et c'est bien ce que je m'applique à faire en osant écrire ce livre...

Bien sûr, prendre soin de son corps, tu l'auras vu, passe par des activités physiques qui font du bien, donc raisonnables ; prendre soin de son apparence, savoir se détendre lorsque le corps le réclame, dormir, avoir des activités

---

[74] Le jeu de la vie suivi de Votre parole est une baguette magique, Florence Scovel Shinn, Editions J'ai Lu, 2015.

intellectuelles stimulantes, de belles relations amicales ou amoureuses, etc. C'est tout un cocktail que j'ai nommé l'élixir de la joie !

Ton corps est une super technologie avancée, électro neurobiochimique de très haute qualité. Ecoute ton corps et prends soin de lui en lui donnant de la nourriture et des activi- tés physiques, sociales et intellectuelles saines, qui sont les meilleurs soins de beauté et de jeunesse. Autant que possible, évite les médicaments, même légers et à base de plantes, et fais avant tout de la prévention (nourriture, gestion des émotions et du stress, soins du corps), pour éviter les traitements inva- sifs et la chirurgie qui ne remplaceront jamais ta merveilleuse technologie initiale.

La Rolls des métiers avec toutes les options...

Nous commençons à vieillir quand nous remplaçons nos rêves par des regrets.

Sénèque[75].

---

[75] Philosophe de l'école stoïcienne, un dramaturge et un homme d'État ro- main du ier siècle. https://fr.wikipedia.org.

Si tu crois que le titre de ce sous-chapitre concerne mon ancien travail, je t'arrête tout de suite, enfin, tout dépend de la polarité que l'on choisit. Les orthophonistes ne gagnent pas beaucoup d'argent. J'ai déjà énuméré tous les problèmes que j'ai pu avoir dans ma vie et comme tu as pu le constater, je ne me suis pas souvent promenée en bikini sur les plages, cheveux au vent et les pieds en éventail, bercée par le ressac de la mer...

Pour avoir un salaire à peu près décent, de quoi manger, s'habiller, payer son loyer et faire une ou deux sorties par mois, et éventuellement faire quelques économies, après avoir payé toutes les charges professionnelles et entre toutes les tâches ménagères à la maison et au bureau[76], il faut compter beaucoup d'heures de rééducation, de préparation aux rééducations, de bilans, de corrections de bilans, de rédactions de comptes-rendus, et parfois, même le weekend si l'on n'a pas appris à se préserver. Les orthophonistes, généralement, toujours prêtes à aider leur prochain, et ce prochain n'étant pas toujours un client calme et équilibré, mais plus souvent dépressif ou stressé et, si c'est un enfant, souvent accompagné par des parents stressés, stressants et exigeants, sont des

---

[76] Ce sont les conditions moyennes des orthophonistes, lorsqu'elles travaillent seules dans un cabinet libéral.

professionnelles sujettes au burn out. Je le mets au féminin car nous sommes très majoritaires dans cette profession.

Je ne vais pas recommencer à me plaindre et regarder le verre à moitié vide. Au bout de quelques années de labeur, c'est ce que j'ai fait et cela m'a fait encore plus plonger dans la dépression, et même dans la précarité à tous points de vue. N'oublions pas notre échelle des émotions ni le principe de Polarité !

Outre la connaissance de moi-même et de mon prochain, entre la psychologie, les fonctions intellectuelles, la mentalité de l'échec et de la réussite et la communication sous toutes ses formes, le meilleur aspect positif de ce métier, que j'ai exploité à fond je crois, est la formation continue. Pour avoir des réponses aux cas spécifiques, j'ai toujours beaucoup lu, fait des recherches, des formations, testé sur moi-même, etc. Et ça, c'était la place idéale pour moi. Je n'avais même pas besoin de demander son avis à mon patron, car le patron, c'était moi !

De plus, fréquenter des enfants et jouer très souvent pour rendre les apprentissages plus faciles à intégrer, c'est très bon pour maintenir la jeunesse ! Et puisque nous parlons de jeunesse, lorsque j'ai créé mon cours en ligne sur la déglutition, j'ai également découvert que la plupart des exercices étaient aussi préconisés pour prévenir le vieillissement au niveau du visage. D'une certaine manière, être orthophoniste, c'était bien la Rolls des métiers !

Par ailleurs, je déteste la routine et les choses « évidentes » ; je n'aime pas les étiquettes, ni qu'on me mette dans des cases étriquées. Je ne me sens jamais arrivée quelque part. Je ne peux m'empêcher de regarder les choses sous des angles différents, de chercher comment je pourrais les utiliser autrement, etc. Quand je fais de la peinture, mes tableaux peuvent se regarder dans plusieurs sens et cela donne un résultat différent. C'est pour cela que j'ai fait toutes ces formations professionnelles autres que celles qu'on me suggérait et je n'ai pas attendu qu'on me donne des aides financières pour les suivre. Il me semblait en effet que les formations proposées tournaient autour du pot et qu'elles ne répondaient pas à mes questionnements. D'ailleurs, pour certaines comme la gestion mentale, elles ont ensuite, après plusieurs années, été validées par la profession (d'orthophoniste) ! C'est à cause de mon *insatiable curiosité* à l'instar de l'enfant d'éléphant de Kipling, que j'ai lu tant de livres et que je continuerai ainsi toute ma vie à chercher à progresser ! Comme la jeunesse requiert un renouvellement constant et régulier, c'est encore un facteur de jeunesse mentale et intellectuelle à ne pas négliger !

Avant, c'était fatigant parce c'était parfois généré par l'anxiété, le désir de réussir quelque chose et d'être à la hauteur des espérances qu'on avait mises en moi depuis toute petite, car j'ai été une *enfant précoce*. Mon prénom même,

Nadège, comme je l'ai dit précédemment, signifie *espérance*. Je vivais toujours dans l'espoir de quelque chose, je croyais toujours que je devais arriver quelque part, me créer et me réaliser, mais maintenant que je vis beaucoup plus dans l'instant et le plaisir présents, je le fais comme un jeu de piste et c'est beaucoup plus excitant ! Et comme on l'a vu, je sais aussi me reposer ! Dire que c'est mon ex-mari qui m'a appris à faire la grasse matinée, à rester au lit sans rien faire (si, si !) et j'avais 26 ans lors de notre rencontre !

Il y a aussi deux ou trois questions que je me pose très souvent, pour ne pas dire tout le temps, c'est : Pourquoi (à cause de quoi) ? Comment ? Pour quoi (dans quel but) ? Depuis toujours, il faut que je trouve du sens à ce que je fais, à ce que je dis, à ce que j'écoute et que je sache à quoi je vais employer tout cela. Il y a quelques années, cette habitude a pu être inconfortable par moments parce que mon raisonnement était plus intellectuel et mental en raison de mon éducation (tu sais, le faux-Moi); c'était plutôt : Est-ce que je dois le faire ? Est-ce qu'il faut le faire ? Est-ce que c'est bien ? Est-ce que c'est utile ? Est-ce que cela va me rapporter quelque chose ?

Bien évidemment, cette attitude mentale m'a amenée beaucoup de blocages et de déceptions, mais maintenant que j'écoute avant tout mon cœur, mes émotions et mes intuitions, et que j'accepte de me faire plaisir avant tout, que ma boussole est constamment branchée sur la joie, c'est relativement facile car les décisions sont plus rapides. Je perds moins de temps et d'énergie en erreurs et en procrastination. En gros, les questions se résument maintenant à celles-ci :

Est-ce que cela me fait plaisir ? Quel plaisir cela va-t-il m'apporter ?

Est-ce que j'en ai envie et quel sens cela a pour moi ?

Est-ce que j'en ai envie maintenant ? Plus tard ?

Pourquoi cela me fait-il plaisir ?

Comment je peux me faire encore plus plaisir ?

Comment cela sera-t-il utile et agréable aux autres ?

J'ai l'impression d'avoir appris cela depuis peu, mais je me souviens d'une psychologue rencontrée alors que je n'avais même pas 30 ans ; elle m'avait dit que j'étais une « jouisseuse ». Ce terme m'avait laissée perplexe parce qu'au fond de moi, ce n'était pas du tout ce que je ressentais... Mais je devais déjà avoir cette tendance à rechercher le plaisir ; comme chacun de nous d'ailleurs, ne penses-tu pas ?

Certaines personnes pourront penser que mes questions se rapprochent de la PNL[77] mais, bien que je m'y sois un

---

[77] Programmation Neuro-Linguistique, NLP en anglais, terme et technique élaborée par Richard Bandler et John Grinder. C'est une démarche

peu intéressée, je n'ai jamais appris la PNL qui m'a paru beaucoup trop modélisée. Ce n'est pas cette technique, efficace pour beaucoup au demeurant, qui a inventé le cerveau analytique, l'imagination, la réflexion, les questionnements et l'introspection, fort heureusement !

Par contre, se poser des questions au fur et à mesure des choix que l'on fait, et observer les effets de ses choix me semble une technique tout à fait simple et naturelle pour se diriger dans la vie. On procède ainsi par essais et erreurs, par étapes successives, et pour éviter de faire trop d'erreurs, on prend le temps de se poser, de se calmer, **avec pour boussoles le plaisir et la joie, en écoutant constamment son cœur et son corps**.

Nous en reparlerons au sujet des pratiques spirituelles au chapitre 5. Et tu sais quoi, tout ce que je viens de dire a été étudié par des scientifiques et c'est prouvé : ces pratiques nous aident à conserver notre jeunesse !

Encourage ta curiosité, fais marcher ton cerveau et donne-lui régulièrement des challenges. Prends l'habitude de te poser des questions afin de faire des remises en question régulières. Quand tu t'apprêtes à faire quelque chose, demande-toi si cela te fait plaisir et te fera progresser. Si par-dessus

---

pragmatique modélisée de communication et de changement qu'utilisent les coaches avec une certaine efficacité.

tout, cela peut apporter un bonus aux autres, fonce car prendre soin des autres est l'un des secrets du bonheur !

Le sexe est-il une pompe à essence ?

Le sexe n'est pas l'amour, ce n'est qu'un territoire que l'amour s'approprie.

Milan Kundera.

Dans le cadre de mon enquête sur la jeunesse éternelle, il fallait que j'aborde ce sujet car chaque année, on trouve des articles qui nous vendent les bienfaits de l'activité sexuelle pour augmenter l'énergie et stimuler la beauté, avec arguments scientifiques à l'appui.

Je ne vais pas les contredire mais je donnerais un avertissement tiré de mon expérience.

L'activité sexuelle avec un être humain n'est ni dénuée de sens ni de portée émotionnelle, physique et spirituelle. Ce sont des moments très intimes où l'on peut véritablement toucher l'âme de quelqu'un et son énergie vitale. C'est aussi la raison pour laquelle il existe des perversions sexuelles sur les enfants et les femmes et plus généralement, sur des personnes fragiles de tout sexe.

On ne sort pas indemne d'une mauvaise relation sexuelle, c'est-à-dire d'une relation qui n'est pas épanouissante pour l'une des parties. Même si on ne le dit pas, cela génère une souffrance extrême, un sentiment de ne pas avoir de valeur et une soif inextinguible d'amour qui génère un cercle vicieux de dépendances de toutes sortes.

Si l'activité sexuelle seule était si épanouissante, je pense que notre société qui prône le sexe par tous les moyens possibles et imaginables serait bien plus saine que ce qu'elle montre en réalité. Nous sommes dans une société éminemment malade. J'espère que tu n'attends pas que j'argumente ce postulat.

Le jour où j'ai enfin compris que je devais d'abord me protéger, apprendre à m'aimer et à me respecter, m'a épargnée beaucoup de stress d'une part, et ensuite m'a permis de reconnaitre que ce que je cherchais n'était pas là.

Mais si quelqu'un se trouve dans une belle relation amoureuse et épanouissante, cela correspond tout à fait aux activités et relations qui stimulent les hormones du bien-être et de la santé. À toi d'évaluer où tu en es à ce sujet.

Pour répondre à la question du début, selon sa qualité et la qualité des circonstances dans laquelle il est pratiqué, le sexe peut être une pompe à essence autant qu'une pompe qui pompe toute notre énergie.

La carte de la santé

Pour ne pas te perdre en chemin au cours de ton voyage, comme promis, voici la carte des éléments favorisant ta santé et bien sûr ta jeunesse :

-Avoir un bon sommeil en qualité et en quantité

-Manger de la nourriture saine (si nécessaire, apporter des compléments alimentaires)

-Avoir suffisamment d'exercice physique quotidien

-Surveiller et veiller sur sa posture et son tonus

-Se rapprocher de la Nature aussi souvent que possible

-Utiliser sa mémoire

-Continuer à relever des défis, à ressentir du sens à sa vie

-Gérer le stress en prévention et en remédiation (méditation, respiration, relations, etc.)

-avoir une vie sociale riche et joyeuse

-activer nos hormones du bonheur aussi souvent et aussitôt que possible (c'est le résumé de ce qui précède)

-autant que possible, éviter et/ou réduire nos médications non naturelles et invasives (c'est la conséquence de ce qui précède)

C'est cela, activer tes super pouvoirs naturels d'être humain !

Comme tu l'as vu avec mon exemple parfaitement imparfait, tu feras tout cela beaucoup plus facilement si tu commences par développer ton estime de soi et à régler ce dont nous avons parlé au chapitre 1 : tes émotions et ton mental ! C'est bien pour cela que j'écris ce livre, pour que tu ne fasses pas les erreurs que j'ai faites et que tu puisses apprécier tes résultats plus tôt et plus longtemps. Nous ne serons jamais trop nombreux à enseigner ces bases de la santé physique, émotionnelle et mentale qui sont de notre responsabilité.

À la fin de ce livre, je consacrerai tout un chapitre à te parler de l'élément dont on parle encore trop peu, compris dans les mots « méditation » et « respiration », et qui pour moi, est fondamental car il s'agit de notre connexion à la Source de toute vie.

Chapitre 3

La genèse de la jeunesse

Car elle disait en elle-même : Si je puis seulement toucher son vêtement, je serai guérie. Jésus se retourna, et dit, en la voyant : Prends courage, ma fille, ta foi t'a guérie. Et cette femme fut guérie à l'heure même.

Matthieu 9 : 22, La Bible, Louis Segond.

Te souviens-tu de l'histoire d'Ariana, qui avait la foi en son système immunitaire, la foi en son système de régénération cellulaire, à tel point qu'elle a accepté de se faire brûler le visage au troisième degré ?

Et toi, as-tu assez de foi ? As-tu encore besoin de preuves et d'argumentations, vraiment ?

N'as-tu pas toi aussi, vu de tes yeux le miracle d'une cicatrisation dans ton propre corps ou celui des autres ? Le miracle d'un bébé qui grandit dans le ventre de sa mère ? Le miracle des cheveux et des ongles qui poussent ? Le miracle de la peau morte que l'on doit nettoyer pour faire apparaître la plus jeune ? Les innombrables miracles quotidiens du corps humain, cette machine électro neurobiochimique jamais égalée, malgré les nombreux essais des scientifiques ?

Comme je t'ai promis une enquête, j'ai voulu ajouter ce chapitre pour te donner des indications plus scientifiques concernant tout ce que j'ai écrit précédemment. Cependant, je me rends compte que même dans les magazines des supermarchés, on commence à tout dire, à tout savoir sur les hormones du bonheur et les bonnes manières de prendre soin de soi, à commencer par la respiration consciente.

Alors, que te faut-il de plus pour enclencher ta régénération ou empêcher ta dégénération ?

Sache que je n'ai appris et mieux intégré la plupart des indications scientifiques que très récemment, durant l'année 2014. Je l'avoue, moi aussi, harcelée par mon ego, j'ai eu besoin de ces enseignements pour passer un certain stade dans la maîtrise de ma vie, pour structurer les choses au lieu de ne me fier qu'à mon intuition. Tout ceci pour te dire qu'au long de ma vie, c'est beaucoup plus souvent la pratique qui m'a amenée à la connaissance et non le contraire !

Je ne suis pas en train de te dire que le contraire n'est pas possible, mais il est évident qu'il vaut mieux pratiquer efficacement des choses qu'on ne connaît pas intellectuellement plutôt que se nourrir de connaissances qu'on comprend et connaît intellectuellement, dans le meilleur des cas, mais qu'on ne pratique pas ! C'est comme M. Jourdain qui faisait de la prose sans le savoir [78]!

En fait, si tu le peux, choisis les deux approches car c'est un perpétuel va-et-vient entre savoir et pratiquer, ou expérimenter et poser des conclusions provisoires, en gardant à l'esprit que tout est en *constante évolution* !

Pour ma part, j'ai découvert plusieurs angles scientifiques qui corroborent l'idée de la jeunesse éternelle, en partant du fait que tout est énergie, information et conscience. Je ne les partagerai pas tous ici car ce serait trop long. Voici cependant quelques éléments pour alimenter notre enquête.

---

[78] Personnage principal de la pièce de Molière, *Le bourgeois gentilhomme* (1670). Voici ce qu'en dit le site fr.wikipédia.org : Dans l'acte II, scène IV, Monsieur Jourdain apprend, au cours d'un échange avec son maître de philosophie, qu'il dit de la prose depuis longtemps, sans le savoir :

« Par ma foi ! il y a plus de quarante ans que je dis de la prose sans que j'en susse rien, et je vous suis le plus obligé du monde de m'avoir appris cela. » Par extension, *Monsieur Jourdain* désigne quelqu'un pratiquant une activité sans même avoir connaissance de son existence.

Un voyage dans le champ de tous les possibles

Ce que nous savons, c'est que tous les potentiels, tout ce que vous pouvez imaginer, existe déjà dans ce champ en tant que potentiel le plus clair de la lumière, le plus sombre de l'obscurité, vos plus grandes blessures et vos plus grandes joies, votre plus grande guérison et votre plus grande maladie, c'est déjà là.

Gregg Braden[79].

Au moment où j'écris ces lignes, les êtres humains doivent encore faire face aux diverses maladies et à la vieillesse. Si nous nous référons aux découvertes de la physique quantique, il est temps de reconsidérer notre sort. Techniquement, tout est possible, le meilleur comme le pire ! Alors pourquoi pas choisir le meilleur ?

J'ai tenté de décrire les phénomènes de la physique quantique dans un autre livre « 3 Your Mind, libère ton esprit, libère ta vie ! » et comme je fais également référence à des auteurs scientifiques pour aller dans le détail, ce n'est pas mon propos ici.

---

[79] Human by Design, TCCHE. Voir les références du cours en ligne dans la bibliographie.

Si tu n'as pas encore fait tes recherches[80], il faut prendre en compte que tout est lumière et information dans la conscience. Par exemple, les chercheurs ont pu séparer deux photons jumeaux et les envoyer à 11 kilomètres de distance, l'un à droite, l'autre à gauche et dans d'autres directions. Et ce que l'on faisait à l'un se répercutait à l'autre, instantanément. La conclusion était que l'information n'était pas transmise mais qu'elle était déjà là.

Pour comprendre ces phénomènes, il faut d'abord se rappeler que toutes les particules de notre univers proviennent d'un seul et même élément, qui se serait éclaté lors du Big Bang. Donc, elles sont connectées de facto. Il faut également ment retenir au moins trois qualités du champ de tous les possibles :

-il est holographique (chaque fragment de l'hologramme contient tout)

-il est fractal (les parties se reflètent à l'infini dans des dimensions infinies)

-il est interconnecté : tout ce qui se passe dans une partie affecte les autres parties.

---

[80] J'ai cité plusieurs excellents livres dans la bibliographie. L'un d'entre eux est La Divine Matrice, de Gregg Braden, Editions Ariane, 2007.

C'est ce que l'on commence à comprendre dans le cadre des soins du corps et qu'on nomme médecine holistique. On ne peut tout simplement pas compartimenter le corps et n'en soigner qu'une seule partie. Toutes les parties du corps sont reliées et pour garder la santé, il faut prendre en compte toutes ses modalités. On parle du corps physique mais aussi des corps subtils comme le corps émotionnel et mental dont nous avons largement parlé précédemment.

Une autre belle qualité du champ est la possibilité d'immédiateté des *créactions*, ce qui relèverait du « miracle » dans les conceptions anciennes. Tu imagines les effets merveilleux si tous les humains pensaient en même temps que la joie et la jeunesse étaient possibles, ici et maintenant ?

Je suis certaine que ce livre débroussaille le terrain, par le seul fait d'y penser et d'en parler : c'est scientifique ! Dans La Divine Matrice, Gregg Braden nous apprend qu'il suffit de 1% de la population pour déclencher un changement de conscience. Nous y participons ensemble ! Merci à toi !

Allonger les télomères pour faire plus de kilo-mètres ?

Toutes choses sont en travail au-delà de ce qu'on peut dire ; l'œil ne se rassasie pas de voir, et l'oreille ne se lasse pas d'entendre. Ce qui a été, c'est ce qui sera, et ce qui s'est fait, c'est ce qui se fera, il n'y a rien de nouveau sous le soleil. S'il est une chose dont on dise : Vois ceci, c'est nouveau ! cette chose existait déjà dans les siècles qui nous ont précédés...

Salomon, Ecclésiaste 1 : 9.

Tu te rappelles que j'ai parlé des télomères en racontant l'histoire de ma paralysie faciale ? C'est Liz Blackburn, qui les a découverts et cela lui a valu le Prix Nobel de médecine en 2009. Si tu aimes les détails, tu trouveras plus de renseignements et de données scientifiques dans son livre. Si tu as encore moins de temps à y consacrer, comme moi, lis l'article du journal The Guardian[81] (en anglais) dans cette interview de 2017.

---

[81] https://www.theguardian.com/science/2017/jan/29/telomere-effect-elizabeth-blackburn-nobel-prize-medicine-chromosomes

Avant de te faire un résumé de cette découverte, voici ce qu'en dit Jon Kabat-Zinn en 2011 lors d'une conférence sur le mindfulness[82] (mot que j'ai moi-même découvert en 2008, comme M. Jourdain découvrait la prose, lors de l'écriture de mon livre « Les secrets de la réussite scolaire ») :

« Son laboratoire étudie les effets de la pleine conscience sur les télomères et la télomérase. Et les preuves vont dans le sens que la méditation peut effectivement améliorer la télomérase, et pas seulement ça, c'est plus que la méditation ou la pleine conscience. C'est votre attitude envers ce qui se passe. Ce n'est pas comme si ces gens n'étaient pas soumis à un stress énorme. Mais ce n'est jamais le stress, c'est la façon dont vous choisissez d'être... en relation avec lui. Et si vous avez vraiment épuisé vos ressources pour gérer le stress, alors bien sûr, oui, les paris sont ouverts. Mais si vous savez comment attirer les ressources vers vous, alors même sous de très, très hauts niveaux de stress, vous pouvez danser... avec l'énergie, parfois c'est incroyablement douloureux. Mais malgré tout, vous êtes beaucoup plus grand que la douleur ou la souffrance, et vous vous libérez de cela. Et devinez quoi, les télomères s'allongent. Donc tous les aspects de notre biologie sont ce qu'on appelle maintenant la plasticité. Et c'est une nouvelle terminologie. (...) Cela signifie que notre biologie est

---

[82] Jon Kabat-Zinn - "The Healing Power of Mindfulness", The Tucker Foundation and Dartmouth Hitchcock Medical Center. Youtube Dartmouth.

miraculeuse d'une autre manière. Elle se réorganise constamment. »

Revenons à la définition des télomères et à notre sujet de la jeunesse. Selon Liz Blackburn, les télomères sont les petits bouts de protection à l'extrémité des chromosomes, constitués de courtes séquences d'ADN répétées et enveloppées de protéines spéciales. L'usure des télomères entraîne des changements physiologiques profonds qui accroissent les risques de maladies et du vieillissement. Le télomère étant usé, les cellules ne peuvent pas bien se reconstituer et fonctionnent mal. C'est dire l'importance des télomères !

La bonne nouvelle, c'est qu'il existe une enzyme nommée télomérase qui permet d'allonger la vie du télomère. C'est elle qui permet d'ajouter de l'ADN au bout des télomères et ainsi « prévenir, ralentir ou inverser partiellement » les processus de vieillissement et de maladies.

On comprend pourquoi Liz a reçu un Prix Nobel !

Mais alors et surtout, comment utiliser et *appliquer* cette découverte pour notre sujet ? Comme tu le verras, il n'y a encore une fois rien de nouveau sous le soleil. Pour stimuler la télomérase et protéger nos télomères, les préconisations sont celles-ci :

-améliorer notre mode de vie en gérant le stress chronique

-faire de l'exercice, même modérément

-mieux manger et dormir suffisamment.

Pour ma part, je trouve que cette prescription oublie de mettre l'emphase sur la joie !

L'étude (et bien d'autres, comme celles de l'institut HeartMath) nous rappelle aussi la connexion corps-esprit, en reconnaissant que nous pouvons contrôler notre esprit et conséquemment, contrôler notre corps. Dans le coaching, on nous demande de reprendre le contrôle en acceptant et en re-connaissant notre pleine responsabilité pour tout ce qui nous arrive dans la vie, en choisissant de changer notre réponse aux événements qui a priori, nous dérangent.

Une autre manière de le dire serait d'aborder la vie avec lâcher prise et des attentes positives quoi qu'il se passe. C'est exactement ce que je t'ai dit d'une autre manière au chapitre sur les émotions.

Polir et effacer, encore et toujours...

La programmation de notre GPS biologique

Vos croyances changent votre façon de voir le monde. Et votre biologie s'adapte à ces croyances.

Dr Bruce Lipton.

Récemment, je lisais sur un blog[83] la phrase suivante : « Nous pouvons déjà bel et bien poser un constat : si notre corps est composé de matière, il est logique qu'il finisse par se dégrader et par mourir. ». J'ai beaucoup aimé cet article, mais je dois dire que ceci n'est rien de moins qu'une croyance, et qu'elle s'appuie sur un postulat qui est d'ailleurs faux : à un certain niveau d'observation, le corps n'est pas composé de matière et nous en parlerons plus loin.

Comme l'explique si bien Brice Lipton dans son livre *Biologie des croyances*[84], nos gènes et nos cellules sont influencés par nos émotions, nos croyances et nos actions ! C'est

---

[83]   http://www.mademoiselle-bien-etre.fr/la-mission-d-ame-ou-les-regles-du-jeu-de-l-incarnation.
[84] *Biologie des croyances*, Bruce Lipton, Editions Ariane, 2006.

ce que nous apprend la nouvelle science appelée l'épigéné-tique. Je n'ai pas l'intention de te faire un exposé de ces dé-couvertes, car je n'en ai pas la compétence. Je te renvoie donc à cet ouvrage et à d'autres sources qui parlent de l'épigéné-tique pour que toi aussi, si tu ne l'as pas encore fait, tu com-mences à changer tes croyances et par conséquent, le résultat final que sont tes cellules et tes gènes, ce qui ne manquera pas d'influencer ton corps physique dans le sens que tu le désire-ras, et ce, toujours dans la mesure de tes croyances !

Dans l'histoire biblique racontée en citation au début de ce chapitre, la guérison n'a pas eu besoin d'un long laps de temps et a été immédiate ; la physique quantique peut aussi expliquer ce phénomène des miracles instantanés... As-tu re-marqué comme j'aime utiliser les contradictions ? En effet, souvent, lorsqu'on parle de miracle, c'est qu'on ne sait pas l'expliquer !

À propos de la définition des miracles, il y en a une que j'ai beaucoup appréciée. C'est celle de Bashar[85], entité canali-sée par Daryl Anka. Pour lui, le miracle se produit lorsque toutes les conditions naturelles sont réunies :

« Un miracle est simplement votre volonté de permettre à tous les niveaux, tous à la fois, la vie et l'univers, de travailler dans le sens qu'il a été conçu pour fonctionner. Donc si vous

---

[85] https://www.bashar.org/

souhaitez que votre vie devienne comme vous pensez, plus miraculeuse, et pour que la vie devienne de plus en plus sans effort, l'expression de ce niveau de créativité, alors tout ce que vous devez faire est de permettre à votre vie de revenir à son état naturel, au point d'équilibre de repos zéro, pour permettre aux choses de votre vie d'être là où elles doivent être ».

Lorsque j'ai écrit mon livre sur la respiration de l'Amour[86], j'avais également ressenti et exprimé que nous n'avions rien à ajouter mais plutôt à nous ajuster à ce qui est déjà juste. Là se trouvent les miracles. Le stress chronique est une perturbation de cet état naturel d'équilibre. Ce constat ne concerne pas que le vieillissement mais aussi et avant tout, la santé du corps.

Pour résumer, *nos croyances influencent nos cellules*, alors tu pourrais bien vieillir moins vite ou ne pas vieillir du tout *si et seulement si* tu crois que c'est possible ! Personnellement, pour rester dans le sujet du vieillissement et de la jeunesse, j'avais déjà un cran d'avance en étant de race noire, car la croyance que les noirs vieillissent mieux et moins vite est déjà bien ancrée dans notre société. Elle est même expliquée par le fait que nous avons la peau plus épaisse et que nous sommes moins vulnérables aux rayons du soleil, grâce au taux plus important de mélanine. Mais comme le dit Pierre

---

[86] Bien respirer et vivre heureux, Nadège COMPPER, The BookEditions.

Morency, « Les gènes sont des croyances matérialisées » ! Ce sont donc là encore des croyances que nous avons pour la plupart acceptées comme des faits. Si nous regardions autour de nous, nous verrions certainement des exceptions à ces prédicats.

De plus, en lisant de nombreux livres et témoignages sur des moines bouddhistes, des yogis ou des Maîtres spirituels, des femmes asiatiques qui se ressemblaient comme des sœurs et qui pourtant, représentaient plusieurs générations, j'ai pu constater que d'autres personnes avaient réussi à déjouer les effets du temps. Pourquoi ne pas choisir ces exemples-là plutôt que d'accepter la dégénérescence programmée tout comme nous avons accepté l'obsolescence programmée qui, selon moi, nous ont menés aux nombreux maux que nous voyons aujourd'hui ?

Pour ne pas t'inonder de trop d'informations, je ne t'ai pas parlé des neurones miroirs, autre découverte scientifique importante, mais en gros, on peut guérir en regardant quelqu'un guérir ou guérir en s'imaginant guérir et on peut absorber les informations de ce sur quoi on porte son attention, parce que le cerveau ne fait pas la différence entre ce qui est « réel » et ce qui est imaginaire. Donc, je me suis dit : Pourquoi pas moi ? Si j'arrive un tant soit peu à faire ce qu'ils font, aurai-je le même résultat ? Nous en reparlerons au chapitre consacré à la vie spirituelle.

Je sais, le chemin paraît ambitieux mais n'ai-je pas toute la vie devant moi pour essayer d'atteindre cet objectif admirable et inspirant ? Je te rappelle toutefois que l'objectif premier n'est pas de paraître « plus jeune que mon âge », mais de savoir qui je suis, d'avoir une foi et une connaissance à toute épreuve, de comprendre l'essence de la vie, de ma vie. Je recherche l'illumination. Encore une fois, je me laisse guider par cette phrase : « Connais-toi toi-même et tu connaîtras l'Univers et les dieux. ».

En effet, si je crois en Dieu, L'Intelligence infinie, le Créateur, ou quelque nom que tu souhaites Lui donner, et voyant toutes les beautés qu'Il a su créer, admettant qu'il n'y a pas de hasard et que tout est toujours parfait, je me pose la question de la place de la maladie et de la santé, ou plus globalement de la vieillesse et de la jeunesse dans le monde. C'est le leitmotiv de cette enquête.

De la matière à la lumière

Ce qui a changé ma vie, mon écriture, ça a été le passage d'une conception du monde à une autre totalement différente. C'était lorsque je suis passé de la physique classique à la physique quantique.

Armand Gatti[87]

Contrairement à ce que disait la blogueuse dont nous avons parlé dans la biologie des croyances, notre corps n'est pas composé de matière et la physique quantique l'a prouvé ! À vrai dire, la matière est composée de photons, que l'on peut eux aussi décomposer en particules de plus en plus petites, semble-t-il à l'infini, qui sont des particules de lumière et d'énergie, donc « Nous sommes des êtres de lumière et de l'énergie pure », mais ultra concentrée dans la matière !

Nous vivons dans une pure illusion et dans un monde qui donne l'aspect de matière plus ou moins dense à la lumière qui s'avère être la matière dont est fait l'univers. N'est-ce pas merveilleux, encore une fois ?

Si l'on y réfléchit bien, cela ouvre des perspectives incroyables et explique déjà les « miracles », les guérisseurs

---

[87] En février 2010, dans l'émission Hors-champs. https://www.dicocitations.com/

144

philippins qui « entrent dans la matière » du corps pour guérir les malades et bien d'autres phénomènes inexpliqués !

Alors, pourquoi ne pas imaginer que notre corps est composé de lumière et que nos particules peuvent se renouveler et se réorganiser à tout instant, tout simplement parce que la jeunesse est notre nature profonde, l'état d'équilibre de l'Univers ?

Ceci marque la transition avec le chapitre suivant, mon préféré, sur la spiritualité, et si tu es d'accord, à la fin de ce livre, je te dévoilerai notamment une pratique faite autour de la Lumière, que je mets en œuvre bien évidemment, car je ne peux t'indiquer que ce que j'ai moi-même pratiqué.

Es-tu prêt.e à découvrir qui tu es vraiment ?

L'enquête de la jeunesse éternelle

146

Chapitre 4

La spiritualité dans la matière

Juste aujourd'hui

Ne te mets pas en colère

Ne te fais pas de souci

Exprime ta gratitude envers autrui

Travaille et vis honnêtement

Sois bon envers tout ce qui vit.

Principes du reiki.

Aucune grâce extérieure n'est complète si la beauté inté-rieure ne la vivifie. La beauté de l'âme se répand comme une lumière mystérieuse sur la beauté du corps.

Victor Hugo.

Je crois en qui je suis

Je suis maintenant comme je le désire. J'ai quotidienne-
ment la vision de mon être magnifique, au point d'en insuffler
l'expression à mon corps.

Je suis un Enfant divin et Dieu pourvoit à mes besoins
maintenant et toujours.

La vie des Maîtres.[88]

Revenons encore à Ariana. À la fin du reportage, on pouvait l'entendre dire : « ... ça reviendra... Inchallah[89] ! J'ai l'impression, pour moi, que c'est une renaissance. (...) Evidem-
ment, je suis la même, on reprend la vie où on l'a laissée. On
n'a rien laissé du tout, on la continue. Et il ne faut pas que je
l'oublie d'ailleurs, et que je dise « j'ai 20 ans de moins ! Je n'ai
pas 20 ans de moins. Je n'ai pas rajeuni, disons que mon image
a rajeuni. »

Nous ne connaissons pas la suite de l'histoire d'Ariana.
Cependant, en écoutant ses mots, j'aurais aimé savoir si on lui

---

[88] *La vie des maîtres*, Baird T. Spalding, Editions J'ai Lu, chapitre 5.
[89] Inchallah, autrement dit « À la grâce de Dieu »qui, selon mon point de
vue, est une expression fataliste qui sous-entend que Dieu pourrait en décider autrement. Reste à définir qui est Dieu et sa volonté pour nous.

avait également conseillé un coaching en image, des conseils diététiques, des changements de perspective sur le lien entre le corps et l'esprit, bref, tout ce que j'ai tenté d'expliquer jusqu'ici. Parce qu'il est évident que si l'on fait les mêmes choses de la même manière, on obtiendra toujours les mêmes résultats. Même si elle a gagné quelques années, je trouve que ce serait dommage qu'elle ait autant souffert pour se retrouver au même point de départ, par manque de connaissances sur le fonctionnement du corps et de l'esprit.

Concernant mon enquête de la jeunesse éternelle, j'avoue que je n'ai trouvé aucune personne en chair et en os, vivante et contemporaine, qui non seulement parlait de régénération cellulaire mais l'affichait aussi dans son corps. Au bout de plusieurs années voire plusieurs décennies de suivi attentif pour certains (c'est une enquête très sérieuse), les signes de vieillesse extérieure sont bien là. Je pense à des scientifiques, comme ceux qui parlent de santé parfaite, des pouvoirs de l'eau, des pouvoirs de la cohérence cardiaque, du lien entre croyances et biologie, et des pouvoirs super humains. Je ne citerai personne ; je sais qu'ils ont de merveilleux résultats de guérison et c'est déjà très bien, mais apparemment, ils n'ont pas encore bravé la vieillesse.

Peut-être que, tout comme Adaline, le personnage dont nous avons parlé plus tôt, il est impossible ou trop difficile de rester jeune alors qu'autour de nous, les autres vieillissent, pour plusieurs raisons telle que l'égrégore de la croyance en la vieillesse ou l'effet des neurones miroirs ? Comme c'est ce que nous voyons autour de nous, nous croyons derechef que la vieillesse est normale et inévitable et nous suivons le même chemin que nos anciens, au lieu de remettre en question ce prédicat. Alors qu'aucun progrès n'est possible en acceptant ce qui est. Pour ouvrir de nouvelles voies, il faut une disruption dans la pensée.

Ou alors peut-être que ceux qui ont réussi ce challenge, conscients que la société n'est pas encore prête pour ce saut quantique, se cachent quelque part, au Tibet, au Népal et dans les Hauts-Plateaux Himalayens ?

Voyons du côté de *La vie des Maîtres,* que j'ai cité dès le début de ce livre. L'auteur, Baird Tomas Spalding, certifie que tout ce qu'il raconte est vrai. Il nous relate l'histoire de onze scientifiques américains sceptiques qui ont fait un très long voyage, dès le 22 décembre 1894, pour rencontrer plusieurs Maîtres qui accomplissaient des miracles, afin de voir ce qu'il en était de leurs propres yeux. Par exemple, Spalding affirme que ces individus étaient âgés pour certains de plusieurs centaines d'années et que leur âge n'avait pas laissé de traces sur leur corps. C'est ce qui nous intéresse ici.

J'ai notamment retenu l'histoire d'un dénommé Chander Sen, qui « était mieux que rajeuni. Il avait plutôt été transfiguré comme Celui que nous respectons et aimons si chèrement. À en juger par le contraste entre son aspect primitif et celui de ce matin, son âme était sûrement née à nouveau ». Un chapitre entier est consacré aux explications de ce phéno-mène, par l'intéressé lui-même, expliquant comment la vieil-lesse est associée au gaspillage de la force vitale. Tiens, « La force vitale » ? Je t'en reparlerai un peu plus tard, au para-graphe « Aimer ».

Voici encore une citation intéressante d'Emile, un autre personnage de ce livre passionnant au sujet du mot « croire » :

« On ne peut obtenir le pouvoir de guérir qu'en appre-nant à remonter à l'origine des choses. Nous n'obtenons la su-prématie sur toutes les discordances que dans la mesure où nous comprenons qu'elles ne viennent pas de Dieu. La divinité qui forge vos destinées n'est pas un puissant personnage qui vous moule comme un potier moule l'argile. C'est un grand pouvoir divin qui réside en vous et autour de vous. On le trouve également dans toute substance et autour de toute ma-tière. Vous pourrez recourir à volonté à ce pouvoir. Si vous ne saisissez pas cela, vous ne pouvez avoir confiance en vous-mêmes. Le plus grand remède à l'inharmonie est de savoir qu'elle ne vient pas de Dieu, que Dieu ne l'a jamais créée. »

Si nous considérons que la vieillesse fait partie de ce qu'Emile nomme inharmonie, en combinant tout ce que nous avons déjà vu sur les émotions, les croyances, notre biologie et la physique quantique, la citation du début de ce chapitre pourrait bien être le résumé de toute notre enquête.

Que se passe-t-il si je crois que je peux créer ma réalité physique, dont fait partie mon corps ? Que je peux affirmer que « Je suis maintenant comme je le désire », que « J'ai quotidiennement la vision de mon être magnifique, au point d'en insuffler l'expression à mon corps », que « Je suis un Enfant divin » et que « Dieu pourvoit à mes besoins maintenant et toujours » ?

Si la conscience crée la réalité, que notre corps est contenu dans cette conscience et qu'il reflète notre niveau de conscience, émotionnel, mental et spirituel, as-tu envie d'essayer ce point de vue ?

Que changerais-tu alors ?

Tu comprends peut-être mieux pourquoi j'ai commencé cette enquête par le sujet des émotions, puis que j'ai alimenté ton mental par des considérations sur les manières de prendre soin de son corps, pour finir par des concepts scientifiques et spirituels.

Continuons de réfléchir.

Je pense donc je suis

Celui qui meurt avant de mourir ne meurt pas quand il meurt.

Jon Kabat-Zin.

Cette phrase donne à réfléchir, n'est-ce pas ? Je comprends cette phrase en termes de détachement ou de non attachement. Lorsque je regarde autour de moi et dans ma propre vie, surtout avant, lorsque je me considérais comme une hypersensible et hyperémotive, je me rends compte que trop souvent, nous sommes trop attachés à nos émotions, même lorsqu'il s'agit de peur, de tristesse et de ces autres émotions qui nous font du mal. Qu'en penses-tu ?

Prenons pour exemple la mort et la tristesse. Pour ma part, je n'ai jamais eu peur de la mort ; au contraire, depuis mon enfance, je ne comprenais pas que les gens pleurent les morts au lieu de se réjouir pour eux, ni qu'ils aient envie de rester ici, dans ce lieu si contrasté et parsemé de souffrances de toutes sortes. Or on l'a vu, la tristesse, les regrets, la colère, etc. sont des émotions qui ravagent notre corps, sans toutefois faire avancer le schmilblick.

Pour dépasser certaines situations terrestres, il faut souvent prendre un peu de hauteur et considérer les choses du point de vue de l'âme.

Tout d'abord, j'ai dit précédemment que le corps était contenu dans la conscience. J'espère que tu me suis.

Un peu plus tôt, je t'ai raconté mon épisode de paralysie faciale. C'est une épreuve qui m'a encore permis de faire encore plus finement la différence entre mon corps et ma conscience. Lorsque je me regardais et voyais ce visage à moitié paralysé, que je regardais mes yeux alors que j'avais perdu les commandes de mes muscles, j'ai eu l'occasion de percevoir encore plus profondément que ma conscience était différente de mon corps et qu'elle allait bien au-delà. Et pourtant, il ne s'agissait que de la moitié de mon visage ! Heureusement, je savais déjà suffisamment de choses pour croire et savoir que ce n'était que passager et que je pourrais tirer le meilleur de cette situation.

Mais toi, as-tu conscience que tu es avant tout un être spirituel ? Que tu es un être spirituel *en toutes choses ?* Quand tu regardes autour de toi, que tu vois tout ce que tu vois, que tu entends tout ce que tu entends, n'as-tu pas l'impression qu'il y a autre chose, que la vie ne peut pas être *que* cela ? Ou encore mieux, que tu peux vivre ta vie spirituelle avec et dans la matérialité ?

C'est cela, le début de la réflexion. Tu observes, tu te questionnes, et comme tu le verras, à chaque question sincère, tu recevras une réponse adéquate.

Réfléchir est donc le début du processus. C'est pour cela que tu dois « garder toute ta tête », et que ce que nous avons dit plus haut sur le corps, la nourriture, la relaxation, le repos, le choix de ce que tu écoutes et regardes, toutes tes habitudes de pleine conscience, peuvent te permettre d'accéder à cette réflexion. Tu dois donc fuir tout ce qui peut t'abrutir, t'étourdir ou t'endormir sur tes lauriers, et te réveiller de ton long sommeil !

Je n'ai pas besoin de te citer tout ce qui peut t'éloigner de ton être intérieur, de ton essence qui sait, qui aime à réfléchir, car tu le sais au fond de toi.

Cela t'amènera à garder de précieux moments de solitude, pour faire ce cheminement intérieur indispensable. Ces moments de grâce et de retrouvailles, tu les trouveras dans la méditation, dans tes promenades dans la nature, dans une activité comme la peinture, le coloriage, le yoga ou le Taï chi, …,

Quoi que tu choisisses, cultive ces moments où tu peux lâcher le mental et lâcher prise…

Je lâche prise

L'instinct de survie est très fort. Le paradoxe est que cet instinct de survie est la cause de la mort du corps physique. Quand chaque cellule de votre corps s'incarne à la Lumière de la conscience de votre âme, vous devenez immortel et vous êtes libre. Pour vous libérer, toutes vos peurs doivent être purifiées, transformées et libérées avec la conscience de votre être de Lumière.[90]

Judee Gee.

Pour la relaxologue que je suis, lâcher prise, c'est un leit-motiv, c'est le début de la liberté. À un certain point de perception et de conscience, quand j'ai compris que tout combat était inutile, et que ce combat perpétuel m'apportait des malaises et des maladies, j'ai lâché prise ; peu à peu, le processus se poursuit et la vie m'amène à lâcher tout ce à quoi je tiens, et je ne parle pas que du négatif mais aussi du positif, et je me sens de plus en plus libre ! C'est ce que l'on appelle aussi le détachement. Savoir qu'on dispose de tout et qu'on ne possède rien...

---

[90] *Comment développer votre intuition*, Judee Gee,, Ch. 13, p.247, Editions Dangles, 1995.

Nous avons vu plus haut que la peur était la mère de toutes les autres émotions négatives et que c'était elle qui nous rapprochait de la vieillesse et de la tombe. Que de fois où nous pourrions lâcher nos peurs et décider que rien n'est important, que tout ira bien et que nous pouvons laisser aller ! J'ai vécu cet état de nombreuses fois, à chaque crise de ma vie, et c'est uniquement cette capacité à lâcher prise qui m'a aidée à m'en sortir, et pour rester dans le sujet, à ne pas trop stigmatiser mes souffrances dans les cellules de mon corps.

Laisser couler, effacer, effacer...

Lâcher prise, c'est le contraire de la rigidité, c'est suivre le courant avec le plus de fluidité possible, s'adapter aux changements nécessaires, aussi souvent et longtemps que cela est nécessaire.

C'est peut-être plus facile pour moi qui suis clairement de l'élément « eau », mais selon mon expérience, chaque fois que j'ai lâché prise, je me suis rapprochée de la Lumière et d'un espace d'Amour infini, incommensurable, jusqu'à avoir conscience d'en faire partie intégrante...

C'est pourquoi je t'invite à lâcher prise, et je partage avec toi le texte suivant que j'ai trouvé un jour sur internet[91], un jour où j'avais besoin de lâcher prise :

---

[91] Source www.lespasseurs.com. Auteur anonyme.

Lâcher prise, c'est comprendre que rien n'est permanent ou solide et que tout est en perpétuel changement.
Lâcher prise, c'est accepter le processus naturel et inévitable du changement.
Lâcher prise, c'est accepter tout ce qui se présente, sans rejeter le négatif et sans trop s'attacher au positif.
Lâcher prise, c'est prendre chaque jour comme il vient sans trop essayer d'adapter les choses à ses propres désirs.
Lâcher prise, c'est considérer toute difficulté et tout ennemi comme notre meilleur ami qui nous aide à progresser et à grandir.
Lâcher prise, c'est avoir du recul face à tout ce que l'on expérimente.
Lâcher prise, c'est rester serein, détendu et d'humeur égale, quelles que soient les circonstances, agréables, désagréables ou neutres.
Lâcher prise, c'est utiliser le moyen de l'humour pour dédramatiser une situation.
Lâcher prise c'est comprendre que les choses ont l'importance qu'on leur donne.
Lâcher prise, c'est ne pas regretter le passé, mais vivre et grandir pour l'avenir.
Lâcher prise, c'est ne pas être passif, mais au contraire tirer une leçon des conséquences inhérentes à un événement.
Lâcher prise, c'est vivre dans le présent.
Lâcher prise, c'est ne pas s'attacher au résultat de nos efforts.
Lâcher prise, c'est s'efforcer de faire de son mieux sans vouloir

tout contrôler en comprenant que le résultat final n'est pas entre nos mains.

Lâcher prise, c'est ne pas couper les liens, mais prendre conscience que l'on ne peut contrôler autrui.

Lâcher prise, c'est ne pas se montrer indifférent, mais simplement admettre que l'on ne peut agir à la place de quelqu'un.

Lâcher prise, c'est ne pas s'occuper de tout ce qui arrive, mais laisser les autres gérer leur propre destin.

Lâcher prise, c'est ne pas materner les autres, mais leur permettre d'affronter la réalité.

Lâcher prise, c'est ne pas assister, mais encourager.

Lâcher prise, c'est ne pas critiquer ou vouloir changer autrui, mais tenter de déceler ses propres défauts.

Lâcher prise, c'est ne pas juger, mais accorder à autrui le droit d'être humain.

Lâcher prise, c'est se mettre à la place de l'autre en essayant de comprendre ses motivations.

Lâcher prise c'est donner le meilleur de soi-même et devenir ce que l'on rêve de devenir.

Lâcher prise c'est craindre moins et aimer davantage.

Pour y arriver, tu peux commencer par faire de la relaxation ou toute autre pratique de détente, et le reste viendra. Chaque fois qu'un problème se pose, qu'une tension se manifeste, demande-toi si c'est aussi important que cela et quelle importance cela a pour toi, et bien souvent, tu verras, l'événement ou l'élément en question te paraîtra plus insignifiant au regard de ta quiétude et, toujours pour rester dans le sujet, au regard de ta santé et de ta jeunesse.

Tu peux aussi méditer...

Je médite

Laissez le monde se reposer de vous et tout ira bien. Le monde sera en paix.

Nisagardatta[92].

J'ai dit méditer ? J'aurais aussi bien pu dire « Ecouter et ressentir. Contempler et rêver. Se connecter à la Source. »

En 2017, comme je m'intéresse depuis toujours à la guérison sous toutes ses formes, j'ai lu l'histoire extraordinaire du moine bouddhiste Phakyab Rinpoche, qui raconte

---

[92] Nisargadatta Maharaj (1897-1981) est un guru indien de la doctrine de l'Advaita Vedānta ou non-dualité. Son enseignement se fit connaître en Occident, notamment au travers du livre intitulé *I am That* ou *Je suis* (Source f.wikipédia.org).

comment la méditation l'a sauvé d'une amputation de la jambe[93]. Il avait demandé conseil au Dalaï Lama lui-même qui lui avait répondu : « Tu enseigneras au monde comment guérir ». Aussi, contre les avis des médecins atterrés, Phakyab a donc refusé l'amputation fortement conseillée, seule issue valable du point de vue « rationnel », et pendant des mois, il a notamment utilisé la méditation de Tara Verte et celle du tiglé[94], en faisant descendre la lumière dans tout son corps et en méditant sur la compassion. Cette histoire m'a beaucoup inspirée car elle rappelle encore une fois les merveilleux pouvoirs du corps humain associés à l'Energie créatrice de toute chose.

En 2021, grâce aux contraintes imposées par la crise sanitaire, j'ai eu la chance et la curiosité de suivre un séminaire en ligne avec lui, alors qu'il était à New York. C'était très sympathique de voir ce miracle en chair et en os, même en ligne ! Et nous avons médité et chanté des mantras. Après cette expérience originale, ma conclusion est que je n'adhère pas au bouddhisme pur et dur mais je dois reconnaître que cette pratique a fonctionné pour lui.

---

[93] La méditation m'a sauvé, première édition en anglais en 2017, Meditation saved my life, Phakyab Rinpoche, New World Library.
[94] Tiglé – Tiglé transparent de la conscience – Goutte – Bindou (en sanscrit)
Petite sphère de lumière symbolisant la conscience individuelle.

Par ailleurs, lorsque j'écoute ce qui se dit sur les réseaux sociaux, j'entends plusieurs sons de cloche sur la méditation. C'est parce que ce sujet est vaste ! Le Dr Frédéric Rosenfeld a eu la bonne idée d'écrire son livre « Méditer, c'est se soigner »[95] pour parler des nombreux aspects de la méditation. J'en ai déjà parlé dans mon livre sur la réussite scolaire, en 2009, car la méditation est préconisée pour harmoniser les capacités cérébrales et améliorer les apprentissages.

Nous avons déjà vu au chapitre 3 sur les découvertes scientifiques, que la méditation, notamment la pleine conscience, permettait d'aider à protéger nos télomères, et par conséquent, nous aidait à prévenir les maladies et ralentir les processus du vieillissement.

Mais pourquoi ? Je ne reviendrai pas sur les répercussions biologiques. Pour moi, méditer, c'est revenir à la Source qui, selon mon expérience et ma compréhension, est la fameuse fontaine de Jouvence. Tout le monde peut comprendre qu'il faut brancher son téléphone pour alimenter sa batterie. Pourtant, cela ne semble pas évident à tout le monde de se brancher à la Source pour se régénérer.

Mais faut-il réellement méditer en tailleur pendant des heures en récitant des mantras ? Qui a le temps de faire ça, à part les moines ? Si nous apprenons à méditer à chaque pas, à

---

[95]« Méditer, c'est se soigner », Frédéric Rosenfeld, Les Arènes, 2007.

chaque instant, comme l'a aussi rappelé à de nombreuses reprises le moine et auteur Thich Nhât Hanh, nous pouvons méditer, ou plutôt être dans un état de méditation tout au long de la journée, à travers la pleine conscience. Maintenir autant que possible cet état d'être, utiliser la respiration pour s'oxygéner et se détoxiquer, à chaque respiration, c'est se brancher constamment à la Source, et même comprendre que nous en faisons intégralement partie et que nous en sommes un prolongement.

Méditer et respirer consciemment, ce sont les moyens donnés par la Nature, très facilement accessibles à tous (ils sont déjà dans notre corps), pour peu qu'on le décide et qu'on s'y attelle, des moyens qui nous permettent de nous recharger, de retrouver l'état zéro, notre état naturel de grâce, afin de prendre un bain de paix, d'amour et de joie. C'est ainsi que nous-mêmes pouvons être sources de paix, d'amour et de joie pour les autres.

Je rencontre le grand Amour

Aimez tout le monde et pardonnez à tout le monde, y compris vous-même. Pardonnez votre colère. Pardonnez votre culpabilité. Votre honte. Votre tristesse. Embrassez et ouvrez votre amour, votre joie, votre vérité et surtout votre cœur.
Jim Henson[96].

Pour te raconter ma rencontre avec le grand Amour, j'ai mis mes écouteurs et j'écoute la musique « Tu es amour », de la chaîne Inner Lotus Music. Cette musique me rappelle exactement les émotions et les sensations que j'ai ressenties. Pour m'accompagner, tu peux en faire de même alors que tu lis ce chapitre.

C'était en 2003, peu après mon divorce. Je me sentais encore une fois seule, confuse, faible, et je n'avais qu'une envie, c'était de retrouver un peu de force, un peu de joie. Je cherchais à retrouver l'amour à l'extérieur de moi et j'avais déjà enchaîné plusieurs relations amoureuses mal-heureuses[97].

---

[96] Jim Henson (1936-1990) est le créateur du célèbre Muppet Show dont le premier épisode a été diffusé en 1976.
[97] Je prévois de raconter quelques-unes de mes péripéties avec l'amour dans un prochain ouvrage.

Je n'avais pas encore compris que l'amour devait venir de moi, que je devais m'aimer avant toute chose. Je me rappelle avoir trainé mon fils de 3 ans dans une soirée organisée par les professeurs de l'école de langues où je m'étais inscrite. Bien entendu, en dépit de mon apparence jeune « pour mon âge », j'étais perdue parmi ces jeunes étudiants tous voyageurs, en transition en France pour apprendre la langue tout en partageant la leur. J'étais la seule à avoir un enfant et nous étions le cheveu dans la soupe. Nous sommes vite repartis et je me suis retrouvée main dans la main dans la rue avec mon jeune fils, sans savoir à quel monde j'appartenais. Je ne l'avouais pas en public, mais à 37 ans, même si je paraissais beaucoup plus jeune, mon avenir me semblait bouché et je me sentais profondément perdue.

Je ne me souviens pas absolument de tous les détails, bien qu'à cette époque -là, j'avais pris l'habitude d'écrire mon journal en anglais, pour progresser.

Ce dont je me souviens, c'est que la vie m'a encore apporté une réponse. J'avais déjà lu le livre de Judee Gee « Comment développer votre intuition, l'éveil de votre être intérieur[98] » et je l'avais trouvé si intéressant que j'avais formulé l'idée de participer à l'un de ses stages, le moment venu. Et un beau jour, pendant ces moments de

---

[98] Première édition en 1995 aux Editions Dangles, réédité aux Editions Trajectoire et toujours d'actualité !

doute et de désespoir, de fil en aiguille, j'ai eu connaissance d'un stage qu'elle organisait, nommé « La force vitale ».

Ce titre m'a happée ! J'ai à peine lu la description (c'est un détail important) et je me suis inscrite à un stage hébergé d'une semaine, dans l'Hérault, à plusieurs centaines d'euros, ce qui était déjà une belle somme pour moi dans les années 2000.

Je ne l'ai jamais regretté. Je pourrais raconter plusieurs belles anecdotes plus ou moins rigolotes, car j'aime raconter des histoires. Comme celle du dimanche soir à mon arrivée. Je voulais profiter de la piscine après un trajet dans la chaleur poussiéreuse de l'été et à ma grande surprise, je me suis retrouvée seule en tankini léopard à côté de nudistes ! En effet, ce grand centre[99] accueillait plusieurs groupes de thérapies diverses et diversifiées et tout le monde y était invité pour se libérer de ses traumatismes. Je n'avais lu aucun avertissement à ce sujet et c'était déjà pour moi un grand pas que d'aller seule à la piscine en tankini. C'était la première fois de ma vie que je me retrouvais dans une telle situation et je ne suis plus retournée à la piscine de toute la semaine, me contentant de me promener dans la nature, où l'on pouvait entendre les chants jouissifs des cigales...

---

[99] Le hameau de l'étoile.

Je vais seulement te raconter l'histoire de ma rencontre avec l'Amour.

C'était le deuxième jour du stage. Dans la semaine, nous aurions droit à plusieurs formes de thérapie, entre une heure de yoga tous les matins à 6 heures et demi pour les braves, des réflexions psychothérapeutiques, de la danse, des promenades dans la nature, des baptêmes dans la rivière, des chants dans une grotte illuminée de bougies, du tantra, des sessions de fête le soir, le professeur de yoga se transformant en DJ... La totale !

Rien n'était absolument obligatoire, mais fortement conseillé, bien entendu. Comme les autres, je découvrais les détails du programme au fur et à mesure. La seule chose que je n'avais pas bien lue sur le descriptif, et qui était claire, c'était les séances de rebirth. Et pourtant, c'était le cœur du travail de Judee Gee ! Ce stage faisait même partie d'une formation professionnelle et plusieurs personnes étaient là pour se former avec les participants !

Judee avait évoqué la « respiration holotropique » et comme le livre m'avait donné une entière confiance en elle, je ne m'étais pas questionnée. J'avais entendu parler du rebirth pendant mes études d'orthophonie et comme ils en parlaient, ça ne donnait pas du tout envie de l'essayer : on parlait de salles matelassées où les gens se tapaient contre les murs, criaient, et la scène que je me représentais me faisait fuir... Je me souviens m'être dit « Jamais ça ! »

Autrement dit, si j'avais compris tout le programme, je ne serais peut-être pas allée à ce stage et j'aurais raté la plus belle rencontre de ma vie.

25 ans plus tard, j'étais là, pour retrouver ma force vitale. Deux sessions de rebirth étaient prévues dans la semaine. Ce mardi après-midi, notre groupe de 50 personnes allait y avoir droit. J'avais pris la décision de prendre soin de moi, j'étais seule face à moi-même et comme souvent, je savais que je ne pouvais pas juger quelque chose que je ne connaissais pas. Alors, j'ai tenté l'expérience.

J'étais déjà formée à la relaxation, j'étais orthophoniste, je rééduquais des personnes qui avaient perdu leur voix ; je chantais. J'avais cette chance de connaître la respiration diaphragmatique. Je savais contrôler mes mouvements et rythmer mon souffle. C'est ce que j'ai fait. Les stagiaires en rebirth nous accompagnaient, prêts à parer à toute éventualité.

J'étais prête à entamer le voyage. Je venais à la rencontre de mes peurs et de mes doutes, mais aussi de ma paix et de ma joie la plus complète. Je me suis rapidement séparée du brouhaha ambiant, des autres binômes autour de moi. Et j'ai commencé mon ballet respiratoire : inspiration, expiration ; inspiration, expiration. Le rythme était intense. Le but est d'hyperventiler le cerveau et d'atteindre un état de conscience modifié, là où se passe la guérison des mémoires, quelles qu'elles soient. À ce moment-là, il se passe exactement ce qui doit se passer pour la personne engagée dans cette renaissance.

J'entendais d'autres personnes autour de moi. Cela n'avait pas l'air simple pour tout le monde. On commençait à entendre les fameux cris, des personnes se tordaient dans tous les sens, c'était exactement comme on me l'avait expliqué plusieurs décennies auparavant, sauf que les murs matelassés étaient remplacés par les stagiaires en formation professionnelle.

Moi-même, au bout d'un moment, j'ai commencé à pleurer, que dis-je, à sangloter de toutes mes forces. Tout en gardant la cadence de la respiration, je sanglotais, puis je m'arrêtais. Mes sentiments étaient mitigés : j'avais à la fois très peur et en même temps, je voulais voir ce qui se passait de l'autre côté. Je me sentais embarquée dans un petit avion, et j'étais en plein dans le cyclone. Ça secouait fort, mais le pilote tenait bon, il respirait, respirait, respirait... Il fallait passer ce cap de turbulences, sortir de la tempête.

Et tout à coup, ce fut le cas. J'y étais, dans l'œil du cyclone. J'étais dans mon corps complétement détendu maintenant, et en même temps, je n'avais plus de corps, je flottais. Et la substance dans laquelle je flottais était de l'Amour pur. Je me sentais baignée dans cet amour et traversée à la fois, j'étais l'Amour. Maintenant, mes larmes coulaient doucement. C'étaient des larmes de joie. Parce que je n'étais pas seule. J'entendais ces mots qui se répétaient :

« Je suis l'Amour, je suis là, j'ai toujours été là et je serai toujours là ; lorsque tu n'es pas en Paix, c'est toi qui te sépares de Ma présence. Si tu veux la paix et la force vitale, reste en Ma présence. Je t'aime totalement, profondément, inconditionnellement et infiniment. [100]»

Lorsque j'étais plus jeune, dès l'âge de 10 ans et à mon adolescence, j'avais vécu des moments de ce type pendant mes méditations et mes jeûnes et je chantais des chansons de consécration à Dieu. L'une d'elle disait : « Rien que pour toi, tout ce que tu voudras, sera mon seul, mon grand bonheur ».

Ma mère, qui m'entendais chanter cette chanson au piano, m'avertissait de faire attention à ce que je disais. Mais oui, c'était bien ce que je souhaitais ! Car comme je l'ai déjà dit, j'aimais étudier la Bible, j'aimais Dieu. Je me régalais des Psaumes du Roi David ou des livres du Roi Salomon, mes préférés. Il me semblait qu'ils parlaient d'une sagesse plus universelle que d'autres livres de ce recueil. C'est là que j'ai découvert ce psaume disant « Je te loue de ce que je suis une créature si merveilleuse. Tes œuvres

---

[100] Mon expérience se rapproche un peu des témoignages rapportés par les personnes ayant vécu une belle EMI, où ils ont ressenti cette présence d'Amour pur. De l'autre côté, ils disent aussi que les êtres ne montrent pas de signes de vieillesse !

sont admirables, Et mon âme le reconnaît bien. » qui m'aiderait dans les moments difficiles. J'aurais voulu être nonne mais j'étais une protestante et finalement, les missionnaires ne m'avaient pas donné envie de suivre leur exemple. Tout ce que je voulais, c'était ma relation avec Dieu lui-même. Mais après ma tabula rasa à l'âge de 22 ans, fatiguée des dogmes religieux et de toute la pression mentale, je m'étais perdue au cours des aventures de ma vie.

Ce jour-là, pendant la séance de rebirth, je venais de retrouver le chemin vers la Maison, en-dehors de toute religion, et cela faisait un bien fou.

Pendant tout le reste de la semaine, je suis restée sur un petit nuage. J'étais apparemment la seule à avoir vécu une aussi belle expérience. Il paraît que je rayonnais. Pas étonnant après un tel bain d'Amour pur !

Entre midi et deux, j'ai également aidé plusieurs personnes à mieux comprendre leur système respiratoire afin que leur expérience du rebirth soit plus simple. En effet, pour beaucoup de personnes, comme moi, il faut des schémas et des explications claires avant de comprendre le mot « respire » pour ensuite espérer en ressentir les bénéfices.

Et parce que j'aime l'ouverture et que c'était possible, je me mêlais souvent aux autres groupes du Hameau. D'autres personnes étaient attirées par moi et me faisaient des compliments, parce que selon eux, je personnifiais ce qu'ils étaient venus chercher. J'acceptais de recevoir les compliments. Au passage, lorsque cela t'arrive, prends-le comme de l'amour en barre et déguste.

À la fin du stage, lors de la dernière réunion de notre groupe de 50, comme Judee nous invitait à nous remercier les uns les autres si nous en avions envie[101], plusieurs personnes sont venues me remercier d'avoir été leur soleil. J'étais surprise mais heureuse si je les avais inspirés et rendus heureux et je recevais leurs mots avec joie, m'en nourrissant pour la suite. Cela m'aiderait à avoir confiance en moi et j'en aurais bien besoin.

De ce stage, j'avais retenu ces mots : confiance, liberté et Amour. Ils allaient devenir mon leitmotiv.

Lorsque tu liras *La vie des Maîtres*, je l'espère, tu y liras que c'est l'Amour qui peut guérir toutes les maladies et les stigmates du temps, car l'Amour est le matériau de la vie. Lorsqu'on se sépare de son Essence divine qui est l'Amour, on perd de sa force vitale. Plus tu te rapprocheras de ton être véritable, éternellement jeune car sans âge, plus tu y ressembleras.

Et si nous n'y arrivons pas, sommes-nous de mauvais élèves ? Surtout pas. La Terre est une belle école et nous sommes tous des apprentis sages. N'oublie pas que

---

[101] C'était définitivement un excellent stage bien mené jusqu'au bout !

l'Amour ne juge pas et nous laisse faire nos petits pas sages, à notre gré et à notre rythme. Selon ma compréhension, les signes de maladie et de vieillesse sont utiles car ils nous indiquent le chemin vers la Maison. Il n'y a aucun mal à être perdu car nous trouverons tous ce chemin, d'une manière ou d'une autre, un jour ou l'autre. C'est le jeu de la vie.

Concentre-toi sur l'Amour, car c'est ce que tu es.

Je suis

La claire lumière, qui a sa source en elle-même

Et qui depuis l'origine n'est jamais née,

Est enfant de la claire lumière, elle-même

Sans parent - ô prodige !

Cette sagesse, qui a sa source en elle-même,

N'a été créée par personne - ô prodige !

Elle n'a jamais connu la naissance

Et il n'est rien qui puisse causer sa mort - ô prodige !

Bien qu'elle soit parfaitement visible,

Nul ne la voit - ô prodige !

Bien qu'elle ait erré dans le samsara,

Nul mal ne lui est advenu - ô prodige !

Bien qu'elle existe en chacun et partout,

Nul ne l'a reconnue - ô prodige !

Et vous continuez cependant

À espérer ailleurs quelque autre fruit - ô prodige !

Bien qu'elle soit la plus essentiellement vôtre,

Vous la cherchez ailleurs - ô prodige !

Padmasambhava[102]

« Tout vient de la conscience de l'homme. Selon ce qu'il pense, il est limité ou illimité, libre ou esclave », disait Jast dans *La vie des Maîtres*. Le sujet de la jeunesse éternelle n'est qu'une des innombrables portes d'entrée pour étudier notre propre conscience.

---

[102] Padmasambhava (du sanskrit, né du lotus) est un maître bouddhiste du VIIIe siècle, originaire du Cachemire ou de Kaboul, et fondateur du bouddhisme tantrique himalayen. Renseignements sur https://mythologica.fr/bouddhism/padma.htm

« Tu es la matrice, la matrice, c'est toi. Tu es tout, tout vient de toi, tout te donne naissance, car tu renforces l'existence de tout et de tous. » Bashar[103].

Le but de ta vie est de vivre ta vie dans cette connaissance de Soi. Alors, sois !

Je vis la joie de respirer, je respire la joie de vivre

La joie est en tout ; il faut savoir l'extraire.

Confucius.

Est-ce qu'après cette magnifique expérience de bain d'Amour pur, j'ai encore rechuté, est-ce que j'ai encore oublié qui j'étais ? Est-ce que je me suis encore trouvé dans des situations amoureuses lamentables, par manque d'amour pour moi-même ? Est-ce que je me suis mal comportée avec certaines personnes et surtout avec moi-même ? Oui, absolument.

Cependant, c'était désormais dans la mémoire active de mon petit ego. Je savais la « vérité qui rend libre » et, dans ces

---

[103] "L'héritage Essassani" 18.02.1988, traduction et interprétation d'une canalisation de Bashar par Daryl Anka. https://www.bashar.org.

nombreux moments de maladresse, je pouvais m'observer avec tendresse. Je me plantais et je repoussais. Et plus je me plantais, plus je grandissais, gagnant peut-être au passage quelques traces d'usure, quelques cicatrices, quelques rides, quelques kilos de gélatine, quelques mètres carrés de peau flasque et quelques cheveux blancs... J'étais l'apprentie sage dans ce monde spirituel et matériel de très forte densité, où j'étais venue pour apprendre encore un peu plus sur moi-même. Mais si le corps gardait des traces de mes apprentissages, mon âme, elle, devenait de plus en plus proche de sa Source, j'ose le croire.

Voilà pourquoi, un jour, j'ai choisi la joie. Lorsque j'ai connu l'échelle des émotions, à la fois du point de vue de Esther et Jerry Hicks (Abraham) ou celui du Dr Hawkins (Pouvoir versus Force), je me suis accrochée à poursuivre encore plus férocement cette émotion, encouragée par ma rencontre et fusion précédente avec l'Amour. Pour moi, c'était à la fois un cap et un moyen sûr de sortir des émotions qui m'éloignaient de la Source pure d'Amour que j'étais.

La joie, qui peut aussi prendre la forme de l'appréciation et de la gratitude, main à main avec la compassion et l'Amour, à la fois pour nous-même et pour notre prochain, nous permet d'obtenir ces fameuses hormones du bien-être qui nous régénèrent, protégeant ou réparant nos télomères ; la joie nous aide à prévenir les maladies et à ralentir les signes du vieillissement.

Autrement dit, tout nous invite à choisir la joie, dans tous les aspects de notre vie.

Voilà, dans cette enquête de la jeunesse éternelle, la boucle est bouclée.

Je t'invite à méditer sur tous les synonymes de la joie que j'ai joyeusement insérés dans le texte ci-dessous, et à les ancrer dans ta vie quotidienne :

« Je te souhaite une vie parsemée d'agrément, de transports d'allégresse et d'amusement. Avec entrain et enthousiasme, lève-toi joyeusement, tire avantage de chaque jour, instant après instant, et crée ton épanouissement avec ardeur. Sois toi-même un régal et une douceur pour le cœur, partage ton enjouement et ton contentement. Avec délice, nourris-toi de plaisir, d'euphorie et d'ivresse. Affiche ta fierté et ta gaieté d'être vivant dans de franches rigolades, et diffuse autour de toi la jouissance de ton hilarité, de tes folichonneries les plus folles. Le monde a besoin de ton rayonnement, d'exaltation, d'extase et d'exultation. Apporte ton sourire en consolation, ta griserie sous le ciel gris. Initie les réjouissances et provoque la liesse dans une foule en laisse. Alors, tu auras la satisfaction de créer le bien-être et le bonheur autour de toi, tu seras toi-même un bienfait. Tu connaîtras l'enchantement de la vie, la félicité d'aimer, le ravissement de l'âme. Ainsi, pour l'éternité, tu jouiras de la béatitude réservée aux dieux et aux déesses de la joie. »

Conclusion

Jésus lui répondit : Quiconque boit de cette eau aura en-core soif ; mais celui qui boira de l'eau que je lui donnerai n'aura jamais soif, et l'eau que je lui donnerai deviendra en lui une source d'eau qui jaillira jusque dans la vie éternelle.

Jean 4 : 14, La Bible, Louis Segond.

Après tous ces périples et péripéties, nous voici arrivés au terme de cette enquête de la jeunesse éternelle. Trouver la joie et la paix du cœur me rappelle cette « source d'eau qui jaillira jusque dans la vie éternelle. » Et si cette vie était déjà là ? Ne la sens-tu pas ? Qu'attendons-nous pour poursuivre et vivre notre joie à chaque instant de notre vie et ce, dès notre plus jeune âge ? Nous faut-il attendre la maladie et la mort pour apprendre nos leçons ?

Au terme d'un combat avec la mort[104], l'écrivaine Catherine Singer écrivait ceci : « Quand il n'y a plus rien, il n'y a que l'Amour. Il n'y a plus que l'Amour. Tous les barrages craquent. C'est la noyade, c'est l'immersion. L'amour n'est pas un senti-ment. C'est la substance même de la création. » C'est cela le St

---

[104] Derniers fragments d'un long voyage, Catherine Singer, Albin MICHEL, 2007.

Graal, le résultat de toute mon enquête sur la jeunesse éternelle. Et mon but, en te faisant faire ce voyage avec moi, était d'éviter, si possible, que tu ne découvres cette vérité essentielle par un long chemin de souffrances.

J'aurais eu envie de te parler de la vie après la mort, des corps de saints qui ne pourrissent pas, des guérisons miraculeuses qui corroborent notre capacité à nous régénérer sans délai, et de bien d'autres aspects. Cependant, mon enquête ne se terminera jamais et je dois moi aussi prendre le temps de pratiquer ce que j'apprends. Si j'attendais de tout savoir et de tout comprendre pour te délivrer ce beau message, avec encore plus d'informations et d'exemples, il t'arriverait en retard. Non seulement ce serait inutile mais cela irait à l'encontre de ce que je veux.

Je vais donc m'arrêter là car je crois que tu en sais assez maintenant pour poursuivre ta propre enquête. Comme tu l'auras compris, si tu veux prendre le raccourci que j'ai choisi et que je te propose, soigne avant toute chose tes émotions, choisis l'amour et la joie et ne te détourne pas de ce chemin. Le reste se fera naturellement, que ce soit dans cette vie ou ailleurs.

Tu es lumière et la lumière est éternelle. Profite de cette vie pour briller de ta plus belle lumière, illumine la vie de tes grâces et enrichis la vie de tes prochains. Il ne tient qu'à toi de rester aussi jeune que tu te permettras de l'être, selon le dévoilement de ta Conscience. Mais surtout, ne t'accroche pas au résultat devant le miroir ! Ce serait un piège car il ne faut pas confondre la cause et les effets. La jeunesse se vit dans l'instant présent, avec joie, amour et gratitude pour tout ce qui se présente à elle. Elle respire, elle rit, elle s'épanouit, elle se renouvelle, elle se remodèle. Même les signes de maladie ou de vieillesse sont là pour te permettre de grandir, de mieux te connaître et d'aimer la vie. En effet, tout en nous permettant de vivre la compassion pour nous-mêmes et pour les autres, ces signes nous enseignent sur notre être primordial. C'est à nous de ne pas tomber dans le piège du cercle vicieux de la victimisation et de nous en servir pour entrer dans le cercle vertueux de la responsabilisation.

Alors, tout simplement, prends conscience de tes pouvoirs et vis ta vie au mieux de tes possibilités à chaque instant.

Tu es la vie et la source de ta propre fontaine de jouvence qui sera toujours à ta disposition, si tu sais aller t'y ressourcer. Écoute son message :

« Je suis l'Amour, je suis là, j'ai toujours été là et je serai toujours là ; lorsque tu n'es pas en Paix, c'est toi qui te sépares de Ma présence. Si tu veux la paix et la force vitale, reste en Ma présence. Je t'aime totalement, profondément, inconditionnellement et infiniment. »

Ce livre est décidément trop perché pour toi ? Ok, voici un résumé un peu plus pragmatique de ce que j'ai pu comprendre : « Tu veux rajeunir ou préserver ta jeunesse ? Commence ici et maintenant car c'est le seul temps dont tu disposes. Plus tôt tu commenceras, meilleurs seront tes résultats. Et si tu n'as pas le temps de réaliser cet idéal dans cette vie, rappelle-toi que le temps est éternel et que, bien au-delà de ton apparence, ton essence même est éternelle.

Au-delà d'une simple quête de la jeunesse éternelle, dans ta recherche du divin en toi, tes transformations intérieures rejailliront sur le monde extérieur, dans ta vie et autour de toi. En te permettant de briller de toute ta lumière, le monde deviendra automatiquement plus lumineux. C'est garanti éternellement.

Cette fois, c'est bien fini. Enfin, sur le papier. Ou peut-être pas.

Épilogue

Pensez en commençant par la fin.

Dr. Wayne W. Dyer, Le pouvoir de l'intention.

Bravo, je tenais à te féliciter d'avoir lu ce livre jusqu'au bout. Maintenant, vas-tu le pratiquer et par quoi vas-tu commencer ? Récemment, j'ai vu le post d'une jeune femme sur un réseau social. Elle demandait de l'aide en montrant tous les livres qu'elle avait achetés pour gérer son stress et son mental qui tournait en rond. Il y avait du bon matériel mais elle affirmait qu'aucun de ces livres n'avait été efficace. En voyant ce post, intuition ou connaissance, j'ai tout de suite su qu'elle n'avait rien pratiqué, car c'était tout simplement impossible qu'elle ait échoué avec les techniques dont parlaient ces livres. Je lui ai tout de même posé la question. Et elle m'a avoué qu'en effet, elle les avait survolés et que, pensant qu'ils n'avaient pas été efficaces, elle en avait acheté un autre, puis un autre, etc.

C'est ce que je voulais te rappeler ici. Ce livre n'est sans doute pas le premier, ni le dernier que tu lis sur le sujet de la jeunesse ou du ralentissement de la vieillesse. Ma particularité est sans doute d'avoir insisté sur l'aspect spirituel de la question. Je sais, parfois, on se dit que c'est TROP de choses à faire. Je te rétorquerai que c'est plutôt moins de choses à faire, et plus à ÊTRE, plus de choses à faire mieux et surtout avec plus de joie.

Cependant, pour t'aider, je voudrais t'offrir un cadeau. Tu te souviens que je t'ai dit que nous allions suivre la lumière ? Eh bien, depuis de longues années aussi, outre les idées tirées du Livre des Maîtres, j'ai pris l'habitude de répéter une sorte de prière, faite d'affirmations autour de la lumière ; il s'agit de ma réinterprétation d'un outil de Marie Lise Labonté. Si tu as bien lu ce livre, tu sais que la lumière est ce dont nous sommes tous faits, nous, mais aussi les objets, les animaux, les plantes, TOUT. En utilisant cette prière avec une conscience aigüe de la portée de chaque mot prononcé, tu formeras de nouvelles idées et de nouvelles images dans ta conscience, qui normalement finiront par se répercuter dans ton corps physique. Je ne fais aucune promesse car chaque conscience étant différente, chaque conscience ne peut obtenir que son propre résultat.

Pour recevoir ce cadeau en mp3, je t'invite à le télécharger sur la page de mon site internet :

https://nadegecompper.com/lenquete-de-la-jeunesse-eternelle/cadeau-lumiere/

Bien que j'aie réfléchi à chaque mot de cette prière, je te conseille de l'adapter à tes besoins si nécessaire, et de l'apprendre par cœur pour pouvoir t'en servir quotidiennement.

Ce faisant, tu t'inscriras à ma liste de contacts. Tu pourras aussi être au courant de mes futures activités servant à rester sur les rails (*3nity Sisters* Club des déesses de la joie, Ateliers 3 Your Mind, ...). Je t'assure que je suis très modérée dans mes envois et tu pourras toujours te désinscrire à tout moment si cela ne te convient plus !

J'espère toutefois que nous pourrons continuer longtemps à partager notre lumière ensemble.

Le Club des déesses de la joie

N'aspire point à un corps de déesse en restant prostrée sur tes fesses.

Szczepan Yamenski, Aphoriste.

Cette citation me fait rire et toi ? Il a également dit : « La beauté intérieure, c'est toujours ce que l'on regarde en dernier. » J'adore cet humour pratico-pratique. Tu peux retrouver d'autres phrases de ce type sur les réseaux sociaux du mystérieux Szczepan Yamenski.

Si tu as aimé ce livre que tu tiens entre les mains, que cela t'inspire à en savoir plus, et si cela te plairait de continuer la plaisanterie ensemble, tu peux me retrouver sur mon site internet et même t'inscrire aux activités du Club *3nity Sisters*, *les déesses de la joie*. Sous ma casquette de coach en Expression de Joie, la joie et l'amour étant nos principaux outils de santé, au fil de nos rencontres, j'y dévoile d'autres pratiques et tout ce que je n'ai pas détaillé dans ce livre.

Si tu es un homme, ne t'inquiète pas, il y aura aussi des propositions pour toi, car le monde ne se fera pas sans l'énergie masculine, bien au contraire. Tout est une question d'équilibre et nous avons besoin de toi.

Biographie.

Nadège Compper s'est intéressée au développement personnel et à la spiritualité dès sa prime enfance. Elle a exercé le métier d'orthophoniste libérale entre 1988 et 2017. Progressivement, elle s'est formée en gestion mentale, en technique vocale, puis en relaxation pour adultes, enfants et adolescents, avec en outre des formations diplômantes en éducation kinesthésique, en art-thérapie et en Conseil en Image. Elle a également été initiée au reïki. En 2016, elle a obtenu la certification de Jack Canfield[105] pour enseigner les Principes du Succès. Toujours en quête de compréhension, elle s'est aussi formée auprès du champion d'apnée libre Stig Severinsen, qui est un maître de la respiration et du mental. Comme nous tous, son chemin d'apprentie sage se poursuit à chaque instant.

En tant qu'auteure, elle a écrit un premier livre édité chez Publibook, *Les secrets de la réussite scolaire* (2009), puis d'autres ouvrages de développement personnel (*Vivre la joie de respirer, respirer la joie de vivre* et *L'éveil intellectuel des enfants* (TheBookEditions et kindle). Elle écrit aussi des contes

---

[105] Jack Canfield est un coach très renommé aux Etats-Unis, connu pour sa série Bouillon de Poulet pour l'âme et également vu dans le film Le Secret.

initiatiques et crée des jeux éducatifs pour aider les parents à éduquer leurs enfants tout en s'amusant. Elle a également écrit quelques articles pour le magazine Féminin Bio en tant qu'orthophoniste.

Aujourd'hui, en tant que coach en expression de joie, conférencière (TEDx, ...) et consultante en gestion du stress et prévention des risques sociaux, avec tous ses outils dont le jeu *3 your Mind* qu'elle a conçu, elle se consacre à diffuser la joie autour d'elle, pour son plus grand bien et celui des autres.

Par ailleurs, avec ce même objectif, sous son nom d'artiste *Na'Sara Light*, elle continue ses activités créatives pour son propre bien-être, avec toujours une pensée pour celui des autres. Sa dernière création est une série de dessins d'art-thérapie multidimensionnelle, Onelinetofreedom, faits de dessins en une seule ligne et de textes inspirés.

Plus de renseignements sur Nadège Compper et son alter ego Na'Sara Light sur :

www.nadegecompper.com.

Bibliographie

Psychologie et psychothérapie

ABC DE l'EMDR, La thérapie des émotions. Sophie Madom et le Dr Danielle Dumonteil, Editions Grancher, 2005.

ÉMOTIONS, Mode d'emploi pour mieux vivre et gérer ses émotions, Sante-psychologie.com. Editions H De Luz.

DÉCOUVRIR UN SENS À SA VIE avec la logothérapie, Viktor Frankl, Editions de l'Homme, 2006.

FEELINGS BURIED ALIVE NEVER DIE, Karol Truman, Olympus Distribution, 2005.

GUÉRIR SES BLESSURES INTÉRIEURES, Daniel Maurin, Editions Jouvence, 2001.

L'ART-THÉRAPIE, Jean-Pierre Klein, Que sais-je ? Puf, 2008.

LA RÉSILIENCE, L'art de rebondir. Rosette Poletti et Barbara Dobbs, Editions Jouvence, 2017.

LA THÉRAPIE PAR LA VOIX, Paul Newham, Editions Véga, 1999.

LE BONHEUR SI JE VEUX, Florence Rollot, Editions de l'Homme, 2001.

LE COURAGE D'ÊTRE SOI, Jacques Salomé, Editions du Relié, Pocket, 1999.

LE MEILLEUR DE SOI, Guy Corneau, Editions Robert Laffont, 2007.

LES ÉMOTIONS : UNE INTELLIGENCE À CULTIVER, L'a-b-c d'une culture des émotions, Frances Wilks, Le Souffle d'Or, 2000.

MIEUX VIVRE NOS DÉSIRS, De la naissance à la fin de la vie, Dr Philippe Lefevre, Editions Chronique Sociale, 1998.

PARLER POUR QUE LES ENFANTS ÉCOUTENT, ÉCOUTER POUR QUE LES ENFANTS PARLENT, Adèle Faber et Elaine Mazlish, Ed. Phare, 2012.

PETIT POUCET DEVIENDRA GRAND, Soigner avec le conte, Pierre Lafforgue, Peite Bibliothèque Payot, 2002.

PETIT LAROUSSE DE LA PSYCHOLOGIE, Grandes questions. Notions essentielles, Editions Larousse, 2008.

S'AFFIRMER ET COMMUNIQUER, Jean-Marie Boisvert et Madeleine Beaudry, Editions de l'homme, 1979.

SEDONA METHOD (The), Hale Dwoskin, Sedona Press, 2003.

Médical et paramédical

ENCYCLOPÉDIE DES POINTS QUI GUÉRISSENT, Dr Roger Dalet, Editions Jouvence, 2005.

GODESSES NEVER AGE, Dr Christiane Northup, Hay House, 2015.

GUIDE FAMILIAL DES MÉDECINES ALTERNATIVES, Sélection du Reader's Digest, 1993.

LE FABULEUX POUVOIR DE VOTRE CERVEAU, Deepak Chopra et Rudoph E. Tanzi, Editions Trédaniel, 2013.

LES ENDORPHINES, L'autogestion du bien-être, Deva et James Beck, Editions Le Souffle d'Or. Épuisé.

MÉDITER C'EST SE SOIGNER, Frédéric Rosenfeld, Editions Les Arènes, 2007 (et l'édition en Livre de Poche revue et augmentée, 2012).

UNE VUE PARFAITE SANS LUNETTES NI INTERVENTION, Dr W. Bates. Editions Trédaniel, 2008.

VOIR CLAIR, Xanath Lichy, Editions Jacques Grancher, 2004.

Soins corporels et médecines douces

AROMATHÉRAPIE, Plantes et huiles essentielles au service du mieux-être, Sante-psychologie.com. H. De Luz Editions.

AU CŒUR DE NOTRE CORPS, Marie Lise Labonté, Editions Pocket, 2014.

BIEN RESPIRER ET VIVRE HEUREUX, Nadège Compper, Ed. TheBookEdition, 1 ère édition 2013 ; revue et augmentée en 2020.

CALME ET ATTENTIF COMME UNE GRENOUILLE, Eline Snel, Editions Les Arènes, 2012.

COMMENT DÉVELOPPER VOTRE INTUITION, L'éveil de votre être intérieur, Judee Gee, Editions Dangles, 1999 (réédité en 2010).

DU TONUS POUR TOUTE LA JOURNÉE, Gerhard H. Eggetsberger, Editions Le Souffle d'Or, 1997.

ENCYCLOPÉDIE DES POINTS QUI GUÉRISSENT, Dr Roger Dalet, Editions Jouvence, 1996 (réédité en 2017).

GUIDE COMPLET DU REIKI, Tanmaya Honervogt, Courrier du Livre, 2009.

HABITER SON CORPS, La méthode Alexander. C. Hardy, L. Schifrine, S. Tomasella, Editions Eyrolles, 2006.

LA DÉTENTE ABSOLUE, *Massage coréen*, Louis Abrassard et Marie Borrel, Editions Guy Trédaniel 2006.

L'ART DE VOIR, QI QONG POUR LES YEUX, Livre et DVD, Liao Yi Lin, Editions Guy Trédaniel, 2011.

LA GYMNASTIQUE DES NEURONES, Dr Carla Hannaford, Editions Jacques Grancher et Ifka, 1997.

LA RELAXATION, Philippe Brenot, Collection Que sais-je. Puf.

LA RELAXATION AU QUOTIDIEN, L'art du bien-être. Geneviève Manent, Editions Le Souffle d'Or, 2003 (réédité en 2009).

LA RELAXATION TIBÉTAINE, Tarthang Tulkut, Le Courrier du Livre, 2004.

L'ENFANT ET LA RELAXATION, Geneviève Manent, Editions Le Souffle d'Or, 2009.

LE PETIT LIVRE DU YOGA, Erika Dilmann, Editions La Table Ronde, 2000.

LE PROGRAMME INTÉGRAL DE SANTÉ ET DE RAJEUNIS-SEMENT, Gëorgia Knap, Luc Denrik, LMV Editions, 2010.

LE SECRET DES AUTOMASSAGES CHINOIS, Sandra et Olivier Stetller, Editions Jouvence, 2014.

LES ENDORPHINES, *L'autogestion du bien-être*, Deva et James Beck, Editions Le Souffle d'Or, 1988.

MANUEL PRATIQUE DE KINÉSIOLOGIE, Jean-Claude Guyard, Ed. Le souffle d'Or, 2012.

MASSAGE 101, Gilles Morand, Editions Un Monde Différent, 2006.

MOUVEMENTS D'ÉVEIL CORPOREL, livre + DVD, Marie Lise Labonté, Editions de L'Homme, 2004.

MASSAGE ET BIEN-ÊTRE, Penny Rich, Editions Gründ.

PRESENTATION DES EXERCICES DU DR VITTOZ, P.M. Charles Jegge, Editions Pierre Téqui, 1995.

RELAXATION, *Pour régénérer vos énergies corporelles et mentales*. H de Luz Editions. Sante-psychologie.com.

RELAXATIONS CRÉATIVES POUR LES ENFANTS, Nathalie Peretti, Editions Le Souffle d'Or, 2007.

RELOOKING EN 7 ETAPES, Delphine Lecastel, Editions Vuibert Pratique, 2011.

RESTER EN FORME PAR LE YOGA, Mary Stewart, Editions Hachette, 1996.

REVIVRE, Guy Corneau, Editions de l'Homme, 2011 (Editions J'ai lu 2013).

SANTÉ PARFAITE, Dr Deepak Chopra. Guérir, rajeunir et vivre heureux avec la médecine indienne de Chopra, Deepak, Editions J'ai Lu., 2006.

SOYEZ ZEN, Erik Pigani, Editions Presses du Châtelet, 2007.

THE NEW SCIENCE OF LIVING AND HEALING, Wallace D. Wattles, The complete Wallace D. Wattles 9 books, Premium Classic Books, 2018.

UN CORPS SANS ÂGE, UN ESPRIT IMMORTEL, Deepak Chopra, Editions J'ai Lu, 2005.

UNE VUE PARFAITE SANS LUNETTES NI INTERVENTION, Dr W. Bates, Editions Trédaniel.

VOIR CLAIR, Xanath Lichy, Editions Jacques Grancher, 2004.

YOGA ANTI-STRESS, Ina Townsend, Editions Marabout.

YOGA ET SYMBOLISME, Shri Maesh, Editions du Rocher.

1001 CONSEILS DE RELAXATION, Mike George, Editions Trédaniel, 2007.

20 TECHNIQUES DE RESPIRATION, pour évacuer stress, fatigue et anxiété. Stella Weller, Editions Vega, 2003.

Spiritualité

ACCOMPAGNEMENT D'ÂMES, Marie Lise Labonté, Jérôme Angey, Editions Trédaniel, 2009.

AUTOBIOGRAPHIE D'UN YOGI, Paramahansa Yogananda, Editions Adyar, 2003.

CHANGEZ VOS PENSÉES CHANGEZ VOTRE VIE, La sagesse du Tao, Wayne Dyer, J'ai Lu, 2014.

CHOISIR LA JOIE ; CHOISIR L'ÉVEIL ; CHOISIR LA CONS-CIENCE, Triologie de Sanaya Roman, Ronan DENNIEL Editeur, épuisé (réédité par Le Dauphin Blanc en 2019).

COMMENT DÉVELOPPER VOTRE INTUITION, L'éveil de votre être intérieur, Judee Gee, Editions Dangles, 1995 et Editions Trajectoire, 2010.

COMMENT OBTENIR CE QUE NOUS DÉSIRONS et apprécier ce que nous possédons, John Gray, Editions J'ai Lu, 2000.

CONTES DES SAGES DE L'INDE, Martine Quentry-Seguy, Editions du Seuil.

CONVERSATIONS AVEC DIEU, Neale Donald Walsch, Editions J'ai Lu, Tomes 1, 2 et 3, 1995-1998.

IL EXISTE UNE SOLUTION SPIRITUELLE À TOUS VOS PROBLÈMES, La voie du bonheur et de l'optimisme, Wayne Dyer, Editions J'ai Lu, 2009.

L'ALCHIMISTE, Paulo Coelho, Editions J'ai lu, 2013.

LA CAUSE ET L'EFFET, Charles F. Haanel, Editions Le Dauphin Blanc, 2009.

LA CLÉ DE LA MAÎTRISE, Ch. F. Haanel, Ed. Le Dauphin blanc, 2007.

LA CLÉ POUR VIVRE SELON LA LOI DE L'ATTRACTION, Jack Canfield et D.D. Watkins, Editions Véga, 2014.

LA DANSE DU FUNAMBULE, Marie Lise Labonté, Editions Shanti, 1996.

LA GRATITUDE, UN ÉTAT D'ÊTRE, M.J. Ryan, Editions Véga, 2005.

LA MAGIE, Rhonda Byrne, Ed. Trédaniel, 2012.

LA MEDIUMNITÉ, CETTE TERRE INCONNUE, Marie Lise Labonté, Francis Hosein et Sarah Diane Pomerleau, Editions Shanti, 1994.

LA SÉRÉNITÉ DE L'INSTANT, *Paix et joie à chaque pas.* Thich Nhat Hanh, Editions Dangles, 1992.

LA VIE EN ROSE, MODE D'EMPLOI, Dominique Glocheux . Albin Michel, 1997.

LA VOIE DES ANGES, Isabelle Padovani, Editions de Montagne, 2000.

LA VOIE DES ARTISANS DE LUMIÈRE, Doreen Virtue, AdA Editions, 2007.

LE FABULEUX POUVOIR DES ÉMOTIONS, Esther et Jerry Hicks, Editions Trédaniel, 2009.

LE JEU DE LA VIE SUIVI DE VOTRE PAROLE EST UNE BAGUETTE MAGIQUE, Florence Scovel Shinn, Editions J'ai Lu, 2015.

LE KYBALION, Trois Initiés, H. Durville, 1917.

LE LIVRE DES COÏNCIDENCES, Dr Deepak Chopra, Editions J'ai Lu, 2003.

LE LIVRE DU BONHEUR, Marcelle Auclair. Editions du Seuil, réédité par les Editions de la Seine, 2004.

LE POUVOIR DE L'INTENTION, Dyer Wayne, Ed. J'ai Lu, 2006.

LE POUVOIR DU MOMENT PRÉSENT, Eckhart Tolle, Editions 84, J'ai Lu, 2010.

LE SECRET, Rhonda Byrne, Format livre et format DVD.

LES CORPS DE LUMIÈRE, Marie Lise Labonté et Ninon Prévost, Ed. G. Trédaniel, 2010, 2012.

LES FAMILLES D'ÂMES, Marie Lise Labonté, Editions Le Dauphin Blanc, 2002.

LES MIRACLES DE VOTRE ESPRIT, Dr Joseph Murphy, Editions Dangles, 1999. Désormais aux Editions J'ai Lu.

LES MONDES VISIBLES ET INVISIBLES, Caroline Cory, Le Lotus d'Or, 2011.

LES PORTES DU CŒUR, Marie Lise Labonté et Jérôme Angey, Editions G. Trédaniel, 2013.

LES PROVERBES, Salomon. La Bible.

LES SEPT LOIS POUR GUIDER VOS ENFANTS SUR LA VOIE DU SUCCÈS, Deepak Chopra, Editions J'ai lu, 2005.

LES SEPT LOIS SPIRITUELLES DU SUCCÈS, Deepak Chopra, Editions J'ai lu, 2004.

LES SEPT LOIS SPIRITUELLES DU YOGA, Deepak Chopra, Editions J'ai lu, 2005.

LES QUATRE ACCORDS TOLTÈQUES, Don Miguel RUIZ, Editions Jouvence, 2018.

LIBÉREZ VOTRE CRÉATIVITÉ, Julia Cameron, Editions Dangles. Désormais en éditions de poche.

MAGIE DIVINE, Les sept principes sacrés de la manifestation, Doreen Virtue, Editions AdA, 2007.

MAÎTRE DE SES CHAKRAS, MAÎTRE DE SA VIE, Marie Lise Labonté, Le Dauphin blanc, 2007.

MESSAGERS DE LUMIÈRE, Neale Donald Walsch, Editions J'ai Lu, 1995.

SECRETS DE L'ART PERDU DE LA PRIÈRE, Gregg Braden, AdA, 2008.

S'OUVRIR AU CHANNELING, Sanaya Roman et Duane Packer, Mama Editions, 2012.

SOYEZ LIBRE LÀ OU VOUS ÊTES, Thich Nhat Hanh. Editions Dangles, 2003.

THE VENUSIAN TRILOGY, Omnec Onec, Das Gue Buch, 2012.

TRANSFORMEZ VOTRE VIE, Une pensée positive peut changer votre vie, Louise Hay, Editions Marabout, 1984, 1987.

UN INSTANT UNE PENSÉE POUR CHAQUE JOUR, Shakti Gawain. Le Courrier du Livre, 2007.

UN RETOUR À L'AMOUR, Marianne Williamson, Editions J'ai Lu, 1992.

Spiritualité et sciences

BIOLOGIE DES CROYANCES, Bruce Lipton, Editions Ariane, 2006.

ENQUÊTE SUR L'EXISTENCE DES ANGES GARDIENS, Pierre Jovanoivc, Poche2004.

GODESSES NEVER AGE, Dr Christiane Northup, Hay House, 2015.

LA DIVINE MATRICE, Gregg. Braden, Editions Ariane, 2007.

LA GUÉRISON SPONTANÉE DES CROYANCES, Gregg Braden, Ed. Ariane, 2009.

LA PHYSIQUE QUANTIQUE, Focus Sciences, Pearson, 2007.

LE CANTIQUE DES QUANTIQUES, Sven Ortoli et Jean-Pierre Pharabod, Editions La Découverte, 2007.

LE CHAMP DE LA COHÉRENCE UNIVERSELLE, Lynne Mac Taggart, Editions Ariane, 2005.

LE CORPS QUANTIQUE, Le fabuleux pouvoir de guérison de votre esprit, Deepak Chopra et Nicole Romain-Hartvick, 2009.

LES MESSAGES CACHÉS DE L'EAU, Masaru Emoto, Éditions Trédaniel, 2004. Egalement aux Éditions J'ai Lu.

L'ÉVEIL AU POINT ZERO, Gregg Braden, Editions Ariane, 1998.

HUMAN BY DESIGN, cours en ligne de Gregg Braden, proposé en plusieurs langues par TCCHE. Si tu veux me faire plaisir, utilise le lien sur mon site internet à la page Partenaires. Merci d'avance !

Notes

....
....
....
....
....
....
....
....
....
....
....
....
....
....
....
....
....
....
....
....
....
....
....
....